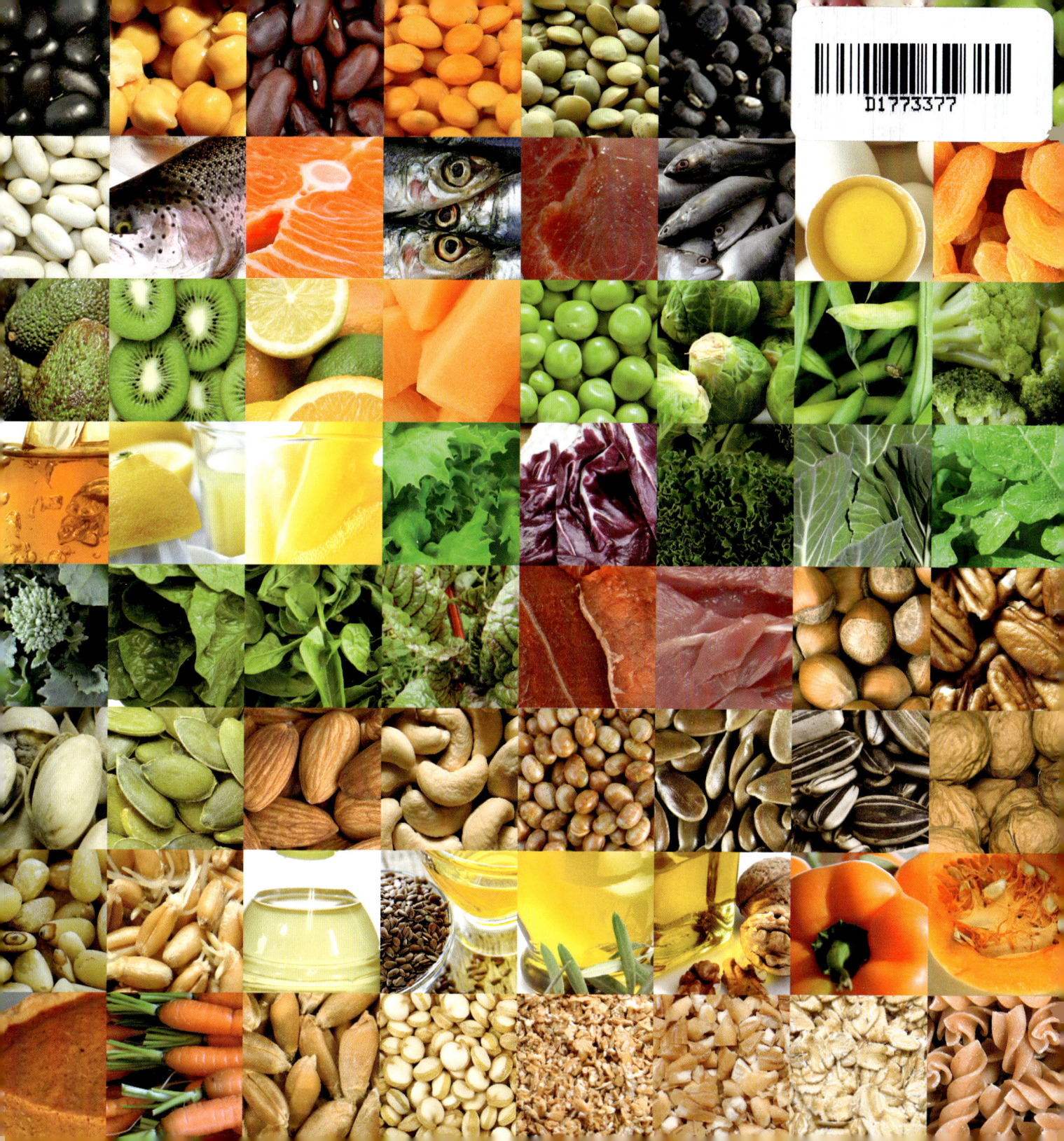

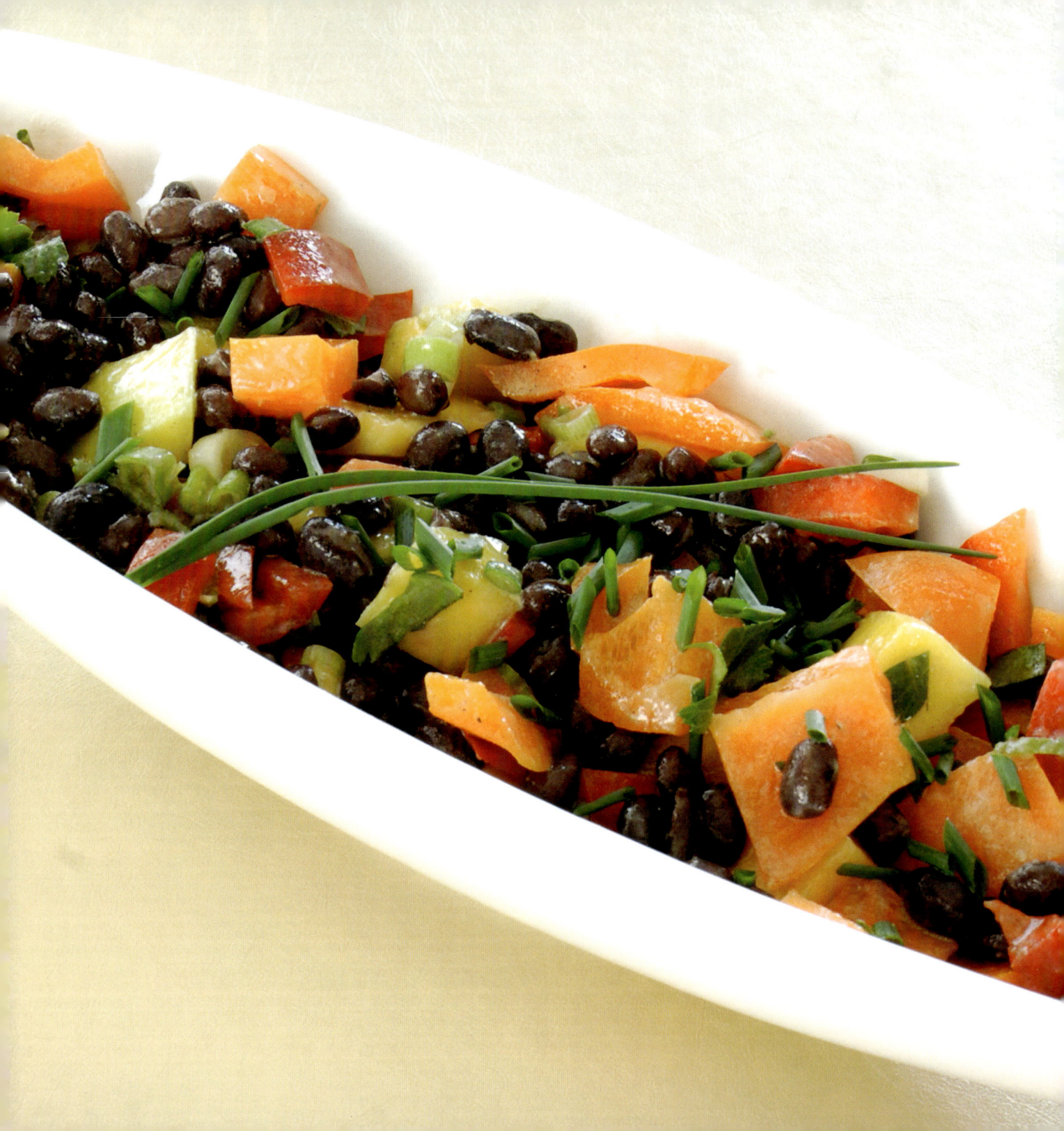

aliments
pour les yeux

UN PROGRAMME ALIMENTAIRE POUR DES YEUX EN SANTÉ

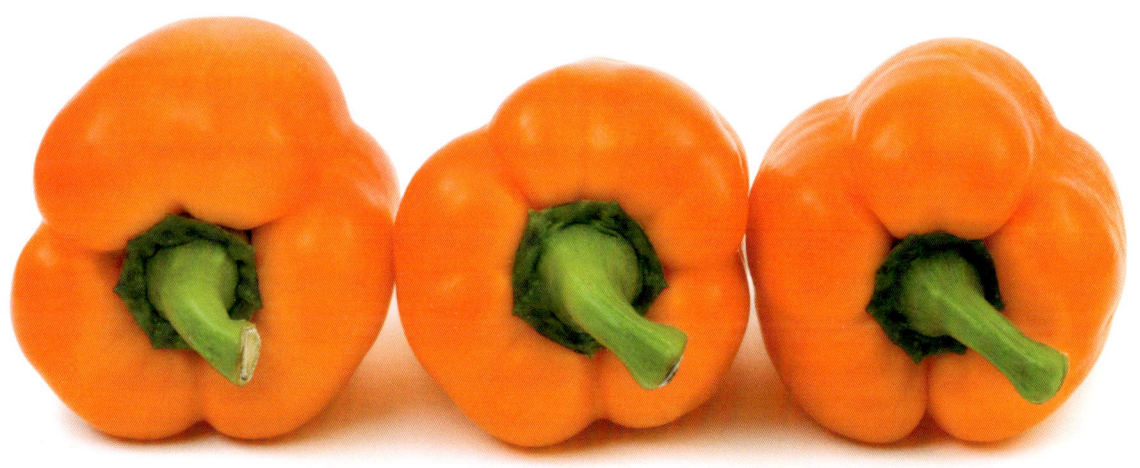

D^RE. LAURIE CAPOGNA, O.D. & D^RE. BARBARA PELLETIER, O.D.

www.eyefoods.com

LB Media Concepts Inc.

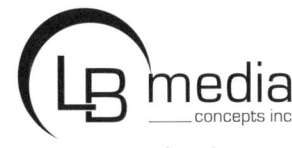

www.eyefoods.com

Élaboré par : LB Media Concepts
Conception : Rose Gowsell-Pattison, Plan B Graphic Design
Consultant : Elizabeth Shaver Heeney MEd, MSc, RD

Photographies : Laurie Capogna: p. 30; Robert Nowell: couverture arrière, p. 5, p. 6; Barbara Pelletier: p. 2, p.8, p.12, p. 14 (top), p. 28, p. 47, p. 55, p. 63, p. 68, p. 70, p. 73, p. 82, p. 83, p. 88, p. 98, p. 118, p. 130, p. 137 (centre gauche, centre droite), p. 141; Shutterstock: 54613: p. 59; Africa Studio: p. 117; Andrjuss: p. 93; Robert Anthony: p. 102; Barri: p. 74; Don Bendickson: p. 60; BestImagesEver.com: p. 123; Bork: p. 44; Bruce Amos: p. 19; Barbro Bergfeldt: p. 106; Ilker Canikligil: p. 110; Anna Chelnokova: p. 64; Chiyacat: p. 18, p. 104; Sharon Day: p. 81, p. 91, p. 98, p. 107, p. 111 (bas); George Dolgikh: p. 113; Olesya Dorozhenko: p. 89; Igor Dutina: p. 27, p. 52, p. 58, p. 90; Elena Elisseeva: p. 41, p. 107 (haut); Brooke Fuller: p. 100; Gelpi: p. 24; Givaga: p. 32; Gordan Gledec: p. 103; Jiri Hera: p. 21, p. 75; Patrick Hermans: p. 69 (bas); Margrit Hirsch: p. 54; Ivanova Inga: p. 49 (bas); Levent Konuk: p. 39; Yuriy Kulyk: p. 115; Karin Hildebrand Lau: p. 76; Olga Lyubkina: p. 92; Matin: p. 127, p. 129, pp. 131-133, p. 138, p. 140; Monkey Business Images: p. 84; Naluwan: p. 112; Nayashkova Olga: p. 94; Noma: p. 79; Nordling: p. 97 (haut); Patty Orly: p. 111 (droite); Tatiana Popova: Cover, p. 3; Alexander Raths: p. 35; David Reilly: p. 25, p. 48 (haut); Josh Resnick: p. 85; Rodho: p. 86; Elena Schweitzer: p. 53; Sobur: p. 77; David P. Smith: p. 91; Stargazer: p. 96; Tanatat: p. 95; Tatniz: p. 120; Tish1: p. 50; VLDR: p. 61; Valentyn Volkov: p. 109; Denis Vrublevski: p. 121; Ivonne Wierink: p. 70; Wiktory: p. 78; Wutthichai: p. 56; Lisa F. Young: p. 51; Tania Zbrodko: p. 36; Dusan Zidar: p. 108

Catalogage avant publication de Bibliothèque et Archives Canada
Capogna, Laurie
    Aliments pour les yeux : Un programme alimentaire pour des yeux en santé / Laurie Capogna, Barbara Pelletier.

Inclut références bibliographiques et index
ISBN 978-0-9868079-1-6

    1. maladies oculaires--Thérapies par la diète
2. Oeil--Maladies--Prévention. I. Pelletier, Barbara
II. Titre

RE991.C36 2011   617.7'0654   C2011-900232-9

Copyright © 2011 LB MEDIA CONCEPTS. Tous droits réservés. Sauf avec autorisation préalable écrite de LB Media Concepts, aucune partie de cette publication ne peut être reproduite, stockée dans un système d'extraction ou transmise sous quelque forme que ce soit et par un moyen électronique ou mécanique, par photocopie, enregistrement ou autre.

Le présent livre a été rédigé uniquement à titre d'information. Le contenu repose sur la recherche et les observations des auteurs, et tous les efforts ont été déployés en vue d'assurer l'exactitude du contenu à la date de publication. Nous invitons évidemment les lecteurs à vérifier les renseignements que renferme la présente auprès d'autres sources. Les lecteurs devraient également consulter leur propre professionnel de la santé à l'égard de toute recommandation particulière, étant donné que les renseignements que renferme le présent livre ne visent aucunement à remplacer l'avis médical particulier au client. Les auteurs et la réviseure se dégagent expressément de toute responsabilité relative à tout effet nocif découlant de l'utilisation de l'application de renseignements que renferme ce livre.

Imprimé et relié au Canada

À propos des auteures

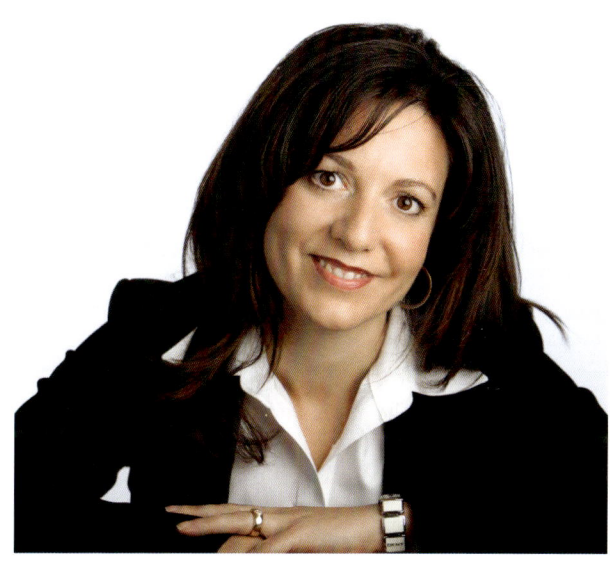

Dre Laurie Capogna, optométriste

La Dre Laurie Capogna est diplômée de l'Université de Waterloo en Ontario, au Canada, où elle a obtenu un doctorat en optométrie en 1998. Elle exerce l'optométrie depuis 1998 et s'intéresse à la santé oculaire et à la chirurgie réfractive. La Dre Capogna est partenaire active de Peninsula Eye Associates, où elle prodigue une gamme complète de soins optométriques dans un centre de soins oculaires chirurgicaux.

En 2009, la Dre Capogna a mis sur pied la clinique de basse vision au sein de Peninsula Eye Associates où elle aide les patients atteints de maladies oculaires et de perte de la vision à atteindre leurs objectifs quotidiens. La Dre Capogna se concentre sur trois aspects des soins de la vue : prévention, traitement et réadaptation.

En plus de sa pratique à Peninsula Eye Associates, la Dre Capogna a été une optométriste fondatrice de Lasik Provision, où elle offre des soins préopératoires et postopératoires aux patients de chirurgie réfractive. Elle est membre de l'Ordre des optométristes de l'Ontario, de l'Association des optométristes de l'Ontario, de l'Association canadienne des optométristes et de l'Ocular Nutrition Society.

Au cours de sa carrière en optométrie, la Dre Capogna a manifesté un vif intérêt pour la relation qui existe entre la nutrition et la prévention des maladies oculaires, et elle a traité des milliers de patients. Sa motivation à aider ces patients à éviter la progression d'une maladie oculaire et à maintenir leur santé oculaire l'a amenée à entreprendre des recherches dans les domaines de la nutrition et de la santé oculaire. Grâce à ses interactions quotidiennes avec les patients, elle a constaté qu'il était nécessaire d'éduquer les gens sur les avantages d'une bonne nutrition sur leur vision.

Durant son temps libre, la D^{re} Capogna aime cuisiner et recevoir ses amis et sa famille. Ses parents ont immigré d'Italie au Canada dans les années 1950, et elle a été élevée dans une ferme d'exploitation de fruits et d'aliments de serre dans le sud-ouest de l'Ontario. Son héritage italien et son expérience de la culture des fruits et des légumes a alimenté son intérêt pour la nutrition et la cuisine. Elle s'efforce d'utiliser des ingrédients locaux dans la composition de ses repas et adore y incorporer des techniques culinaires italiennes.

La D^{re} Capogna travaille avec sa partenaire et amie, la D^{re} Barbara Pelletier, depuis plus de dix ans à Niagara Falls, en Ontario. Elles partagent un intérêt commun pour la nutrition et la gastronomie. Au cours de leurs nombreuses conversations sur les soins des patients et la prévention des maladies oculaires, les sujets de la nutrition et de la santé oculaire ont toujours été des thèmes récurrents. Ces conversations sont à l'origine du livre *Aliments pour les yeux: Un programme alimentaire pour des yeux en santé*.

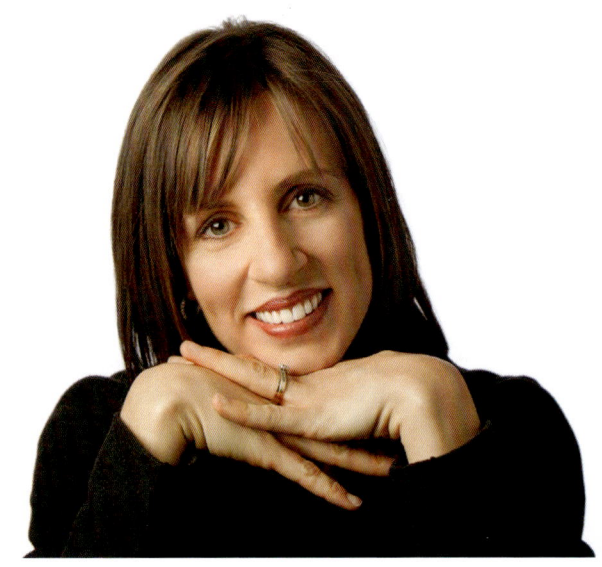

D^{re} Barbara Pelletier
optométriste

La D^{re} Barbara Pelletier est née à Jonquière, au Québec. Elle a obtenu un doctorat en optométrie de l'Université de Montréal en 1998. Après avoir exercé sa profession à

Ottawa, en Ontario, elle a déménagé dans la péninsule du Niagara. La D^re Pelletier est partenaire active chez Iris à Welland, en Ontario, avec son époux, le Dr Christian Nanini, où elle offre à ses patients des soins de la vue complets. En effet, de concert avec les membres de son équipe Iris, elle utilise les dernières technologies pour offrir les examens, traitements en lunettes, lentilles de contact ou vision binoculaire les plus récents. Elle possède également une vaste expérience de la gestion de la chirurgie réfractive au laser, et depuis 2000, elle dispense aux patients des soins préopératoires et postopératoires au sein de l'équipe du Dr Andrew Taylor. Elle est membre de l'Ordre des optométristes de l'Ontario, de l'Association des optométristes de l'Ontario, de l'Association des optométristes du Québec, de l'Association canadienne des optométristes et de l'Ocular Nutrition Society.

Intéressée par la nutrition depuis de nombreuses années maintenant, elle adore apprendre de nouvelles recettes pour y inclure des aliments sains dans le programme alimentaire de sa famille. Un grand nombre de ses patients sont atteints de maladies oculaires et lui demandent ce qu'ils devraient manger pour avoir des yeux plus sains. À travers ce livre, elle réalise enfin son rêve de sensibiliser les gens sur la manière d'obtenir tous les éléments nutritifs nécessaires à la santé oculaire au moyen d'ingrédients frais.

D^re Pelletier s'adonne à la photographie depuis son adolescence et a pris certaines des photographies que vous pouvez voir dans ce livre. Elle aime jouer de la flûte et se tenir en forme. Elle pratique le yoga régulièrement et apprécie les randonnées, la bicyclette et jouer au tennis.

Elizabeth Shaver Heeney M.Ed., M.Sc., Dt.P.

Elizabeth Shaver Heeney, M.Ed., M.Sc., Dt.P., a travaillé comme consultante pour *Aliments pour les yeux : Un programme alimentaire pour des yeux en santé.* Elle est diplômée de l'Université de Western Ontario et de l'Université de Guelph. Elle est diététiste licenciée et a à son actif plus de vingt années d'expérience en nutrition en santé publique. Elle est en outre enseignante, consultante, chercheure et auteure. Elle est membre de l'Ordre des diététistes de l'Ontario, de Les diététistes du Canada et de la Société ontarienne des professionnel(le)s en nutrition en santé publique.

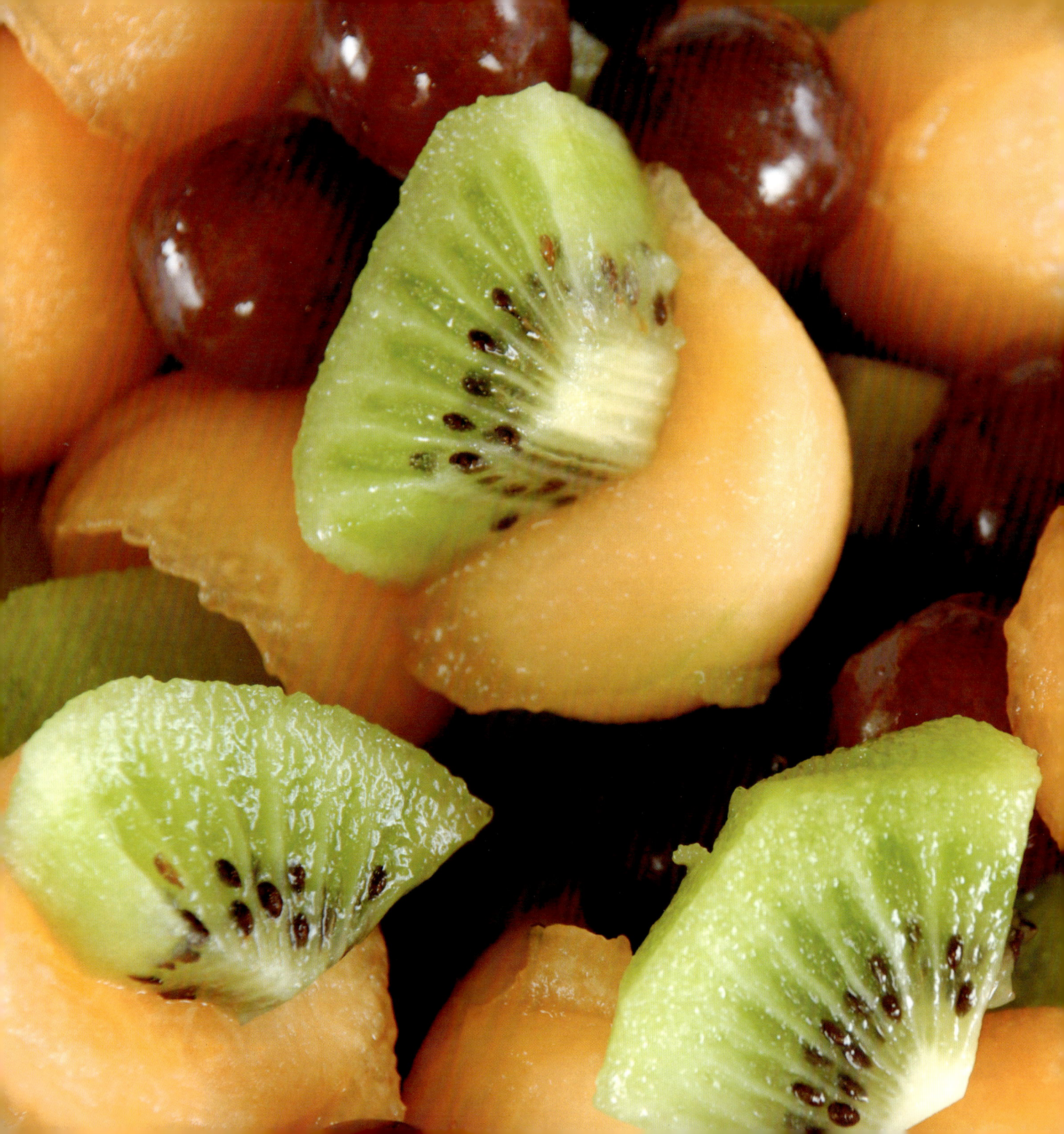

Ce livre est dédié à nos patients.

Cher Francis, merci pour ton soutien. Merci de croire en moi, merci d'avoir créé IRIS et de m'inclure dans l'aventure.
Tu as toute mon admiration,
Barbara xxx

Table des matières

Avant-propos 14
Introduction 19

Première partie : L'ABC
Chapitre un : Santé et maladies oculaires 25
    Dégénérescence maculaire liée à l'âge
    Cataractes
    Syndrome de sécheresse oculaire
    Affections des paupières

Chapitre deux : Éléments nutritifs pour les yeux . . . 49
    Antioxydants
    Lutéine et zéaxanthine
    Vitamine C
    Acides gras oméga-3
    Vitamine E
    Zinc
    Bêta-carotène
    Vitamine D
    Fibres
    Indice glycémique et charge glycémique

Deuxième partie : Les détails
Chapitre trois : Aliments pour les yeux 69
    Légumes à feuilles vertes
    Poissons gras
    Légumes orange
    Poivrons orange
    Légumes verts
    Oeufs
    Fruits et jus

- Viandes maigres
- Noix et graines
- Grains entiers
- Fèves et lentilles
- Graines de lin
- Huile

Chapitre quatre : Mode de vie et état général de santé 113
- Exposition aux ultraviolets
- Tabagisme
- Indice de masse corporelle et tour de taille
- Activité physique
- Dégénérescence maculaire liée à l'âge et maladies cardiovasculaires

Troisième partie : Le programme
Chapitre cinq : Programme aliments pour les yeux 127
- Objectifs hebdomadaires
- Portions
- Programme nutritionnel aliments pour les yeux
- Cochez-les
- Plan mode de vie aliments pour les yeux

Aliments pour les yeux : à suivre 138
Remerciements 140
Glossaire 142
Notes 152
Références 158
Index 167

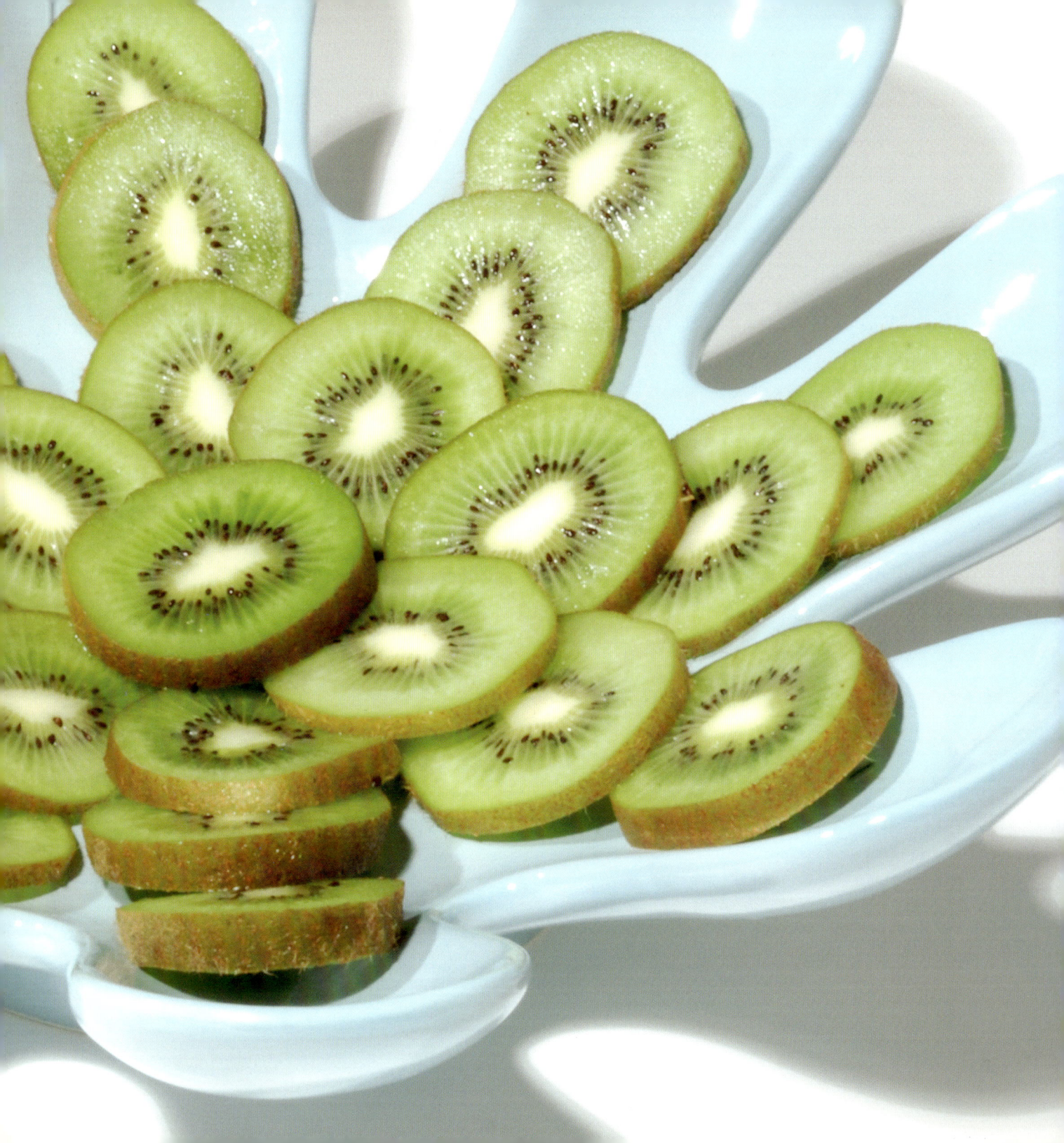

En tant que professionnelles de la vue, nous avons pu constater les effets que les maladies oculaires peuvent exercer sur la vie des patients. De nombreuses personnes ne se rendent pas compte que les choix qu'elles font peuvent aider à préserver leur vision. Notre mission consiste à outiller nos patients et le public des connaissances dont ils ont besoin afin d'éviter les maladies oculaires et la perte de la vision.

Avant-propos

La vision est notre lien privilégié avec le monde. Elle est ce que les gens veulent préserver le plus tout au long de leur vie. Quotidiennement, en tant qu'optométristes, nous éduquons nos patients en ce sens. Prescrire les bonnes habitudes de vie est aussi essentiel que prescrire les meilleurs produits et les meilleurs services. La science actuelle nous prouve, tous les jours, que la vision et l'alimentation sont intimement liées. En tant qu'optométristes passionnées, les D[res] Capogna et Pelletier ont su vulgariser ces connaissances et nous les faire découvrir à travers notre alimentation. Le plaisir de bien manger et la science réunis dans un même livre. Laissez-vous guider par ce livre, car il vous permettra de faire l'expérience d'une meilleure vision.

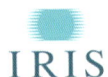
Dr Francis Jean, O.D., Président
IRIS, Le Groupe Visuel

Ce livre est important et il arrive à un moment opportun. En tant que population, la race humaine est actuellement confrontée à la plus grande atteinte à l'environnement de tous les temps, aussi bien pour ce qui est des toxines auxquelles nous sommes exposés tous les jours que pour les changements fondamentaux à notre apport nutritionnel quotidien provenant de notre approvisionnement alimentaire. En 2001, l'étude sur les maladies oculaires liées à l'âge, parrainée par le National Eye Institute (des États-Unis), a confirmé ce que nous, les cliniciens, savions intuitivement en démontrant l'important rôle de la nutrition dans la préservation de la vue et la réduction du risque de développer la dégénérescence maculaire avancée. Depuis l'époque de cet essai clinique, il y a eu une profusion d'études et un engouement marqué pour les éléments de la nutrition et du mode de vie qui préservent la santé des yeux. Ce livre est basé sur l'ensemble de ces travaux.

J'ai eu le plaisir de côtoyer et de travailler sur le plan professionnel avec les D^res Laurie Capogna et Barbara Pelletier depuis plus de dix ans. Au cours de mes quinze années de carrière à titre de chirurgien du segment antérieur de l'œil ainsi qu'en chirurgie réfractive, j'ai travaillé en étroite collaboration avec de nombreux professionnels de la santé; ces deux docteures en optométrie se démarquent par leur curiosité pour les questions de nature clinique, par leur rigueur et par leur attention bienveillante envers leurs patients. Ces qualités se reflètent bien dans l'élaboration de ce livre. Tout au long de nos carrières respectives, nous avons acquis la certitude que nos choix nutritionnels et notre mode de vie portent leurs fruits.

J'ai la chance et l'honneur de présenter leur premier livre, qui reconnaît le rôle de premier plan dans les domaines de la nutrition et du mode de vie tels qu'ils s'appliquent aux maladies oculaires. Rédigé avec concision, il renferme de superbes photographies. Son contenu s'applique aisément dans les choix de mode de vie que nous faisons quotidiennement. Pour les patients tout comme pour les cliniciens, ce livre s'avérera une excellente référence. Ce livre est le premier de deux auteures dont, j'en suis convaincu, nous continuerons d'entendre parler.

Andrew W. Taylor, D^r méd., FRCS(C), Dip. ABO.

Avant-propos

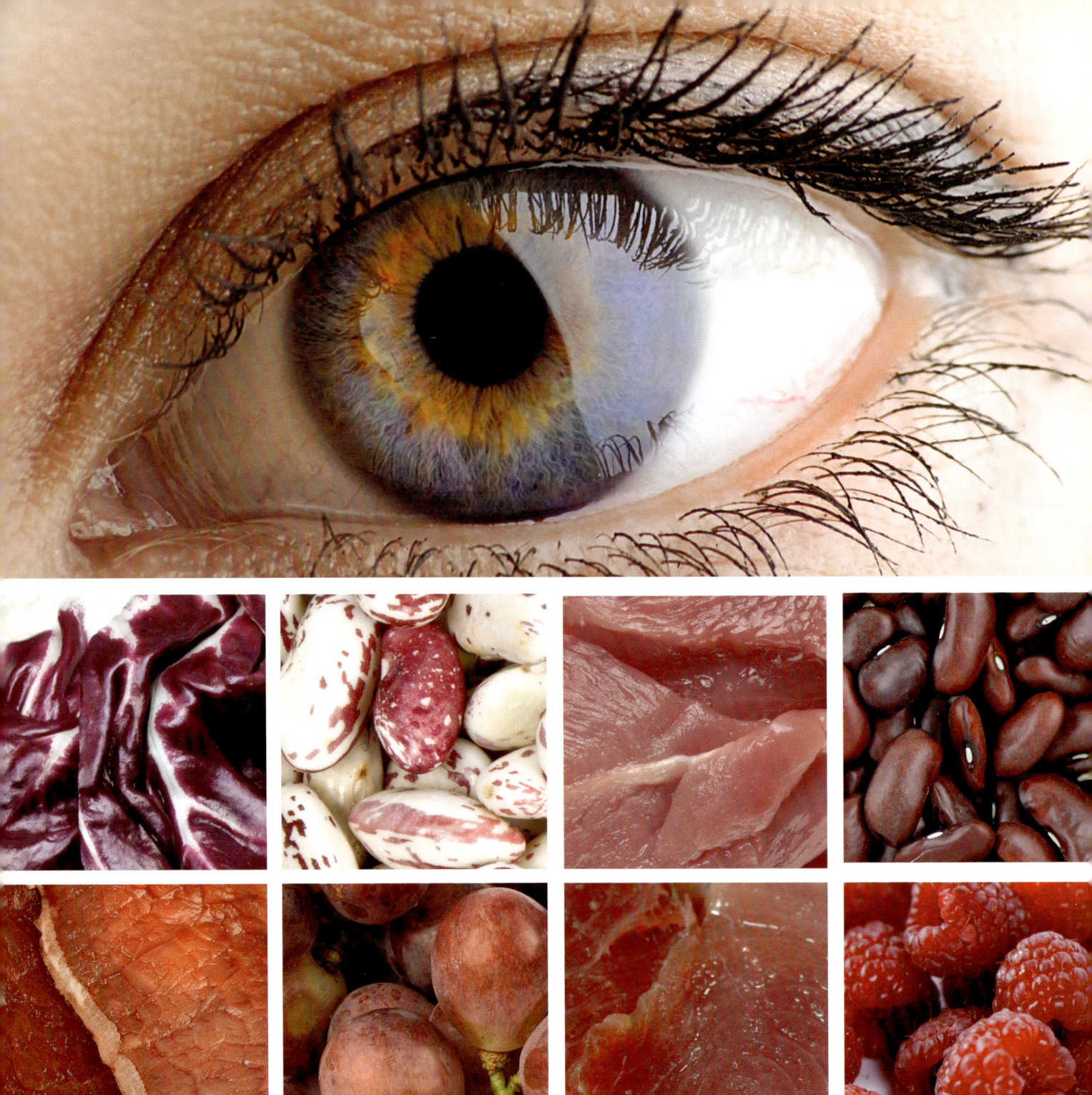

Introduction

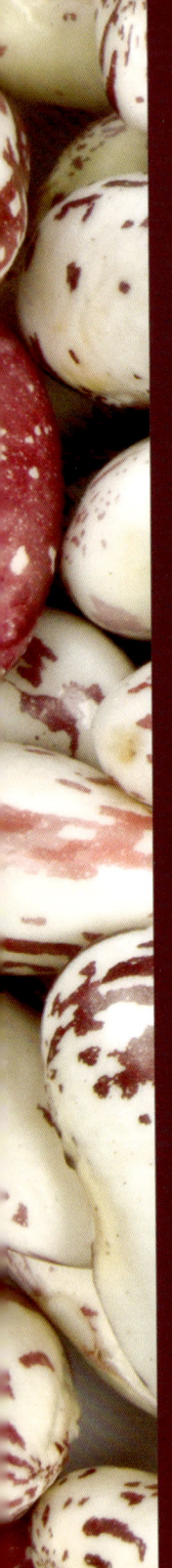

Ce livre s'adresse à tous ceux qui désirent en apprendre davantage sur la santé oculaire et la prévention des maladies oculaires. L'expérience clinique acquise au cours de nos vingt cinq années combinées de pratique, intégrée à la recherche scientifique de pointe, nous a permis de créer *Aliments pour les yeux : Un programme alimentaire pour des yeux en santé*.

Gardez ce livre à portée de la main, et consultez-le fréquemment. Vous apprendrez quelque chose de nouveau à chaque fois.

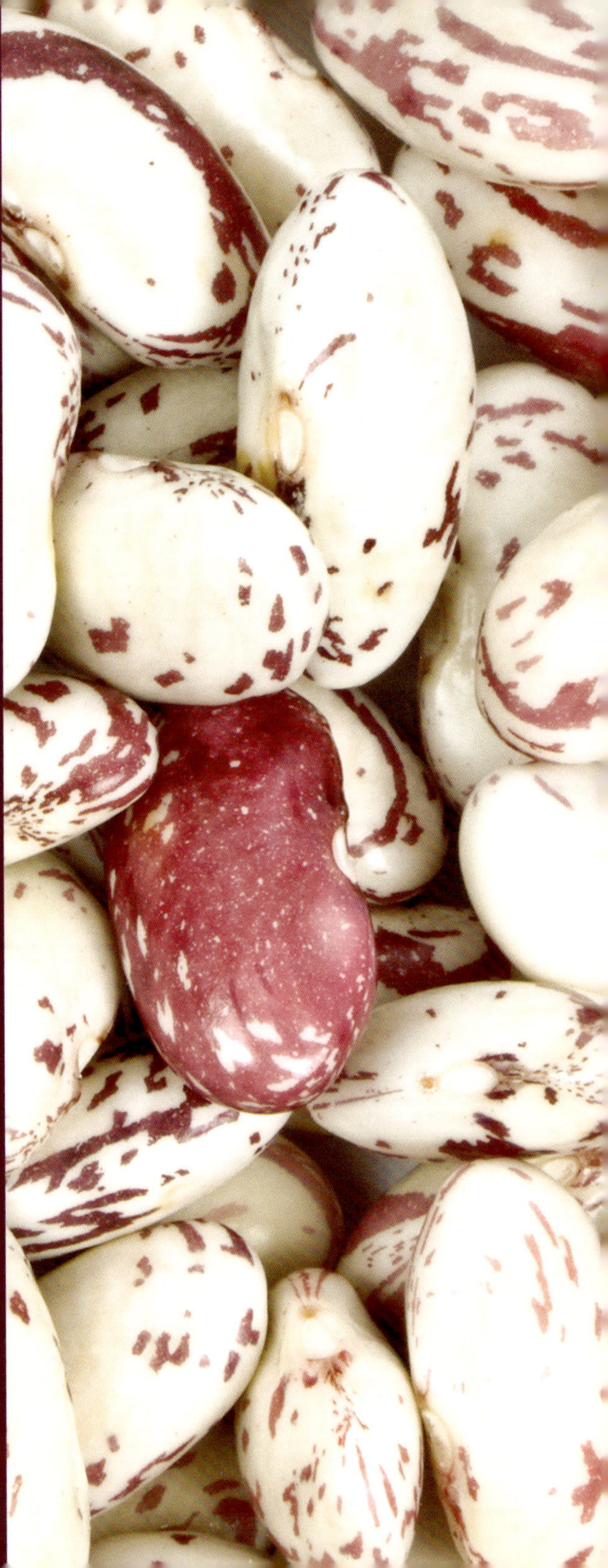

Introduction

Notre environnement, nos habitudes et en particulier les aliments que nous consommons ont des incidences considérables sur chaque aspect de notre santé. Le meilleur moyen de prévenir les maladies oculaires et la perte possible de vision est de suivre un programme conçu en tenant compte de la santé des yeux.

En tant qu'optométristes, nous sommes emballées par la capacité de certains aliments à prévenir les maladies oculaires. Nous avons commencé à incorporer des aliments dotés de puissantes propriétés de guérison ou de prévention des maladies, connus sous le nom de nutraceutiques dans les régimes de nos familles. Afin d'encourager nos patients et le public à découvrir les nutraceutiques eux-mêmes, nous avons voulu développer un outil facile d'utilisation. Élaboré au cours de plusieurs mois de recherche, ce livre constitue cet outil. Son rôle vise à prévenir les maladies des yeux et à maintenir la santé oculaire par l'entremise d'un programme qui capitalise sur la puissance préventive des aliments.

Notre objectif est de sensibiliser le public en partageant des renseignements démontrés par la science.

Tous bénéficieront de l'ajout d'aliments pour les yeux à leur diète. Que vous ayez un trouble oculaire existant ou que vous tentiez de conserver la santé de vos yeux, les recommandations de ce livre vous aideront à préserver votre vision.

Le principe de base sous-jacent des aliments pour les yeux est que ces aliments regorgent d'éléments nutritifs essentiels à la santé oculaire. Ce sont des éléments nutritifs pour les yeux. Après avoir examiné attentivement les études scientifiques, nous avons ciblé les éléments nutritifs les plus importants afin de prévenir les maladies des yeux et de favoriser la santé oculaire. Chacun de ces éléments nutritifs contribue à réduire le risque de maladies oculaires, que ce soit seul ou conjointement avec d'autres éléments nutritifs. En plus de promouvoir les aliments pour les yeux, nous mettons l'accent sur d'autres aspects importants du mode de vie, notamment le fait de ne pas fumer, l'exercice et la protection contre les ultraviolets. Ce livre est structuré afin de vous procurer les connaissances nécessaires pour sélectionner les aliments et le mode de vie qui vous permettront de préserver votre santé oculaire.

L'ABC : le chapitre 1, « Santé et maladies oculaires » et le chapitre 2, « Éléments nutritifs pour les yeux » traitent des principes de base et expliquent le lien entre les maladies oculaires et une bonne nutrition. Les chapitres 1 et 2 constituent le fondement du programme d'aliments pour les yeux.

Les détails : le chapitre 3, « Aliments pour les yeux », et le chapitre 4, « Mode de vie et état général de santé » vous donnent des détails sur les choix d'aliments et de mode de vie qui amélioreront votre santé oculaire.

Le programme : Le chapitre 5, « Programme aliments pour les yeux » décrit une méthode facile à suivre pour intégrer dans votre vie les recommandations relatives aux aliments pour les yeux et au mode de vie aliments pour les yeux.

Foire aux questions

Docteur, que puis-je faire pour conserver une bonne vision?
Nous entendons souvent cette question dans nos cabinets. Nous disons à nos patients que le fait de consommer des aliments riches en éléments nutritifs et de suivre un mode de vie favorable à la santé des yeux leur procurera les éléments de base d'une bonne vision.

Y a-t-il un lien entre les éléments nutritifs et les maladies oculaires?
En examinant rigoureusement les études scientifiques, nous avons découvert que certains éléments nutritifs des aliments jouent un rôle important dans la prévention de nombreuses maladies oculaires et problèmes de vision courants. Nous avons fixé des objectifs hebdomadaires d'aliments riches en éléments nutritifs pour les yeux, que nous avons appelés « *aliments pour les yeux* ».

Quels sont les éléments nutritifs qui favorisent la santé oculaire?
Parmi tous les éléments nutritifs nécessaires à la santé oculaire, les plus importants sont la lutéine et la zéaxanthine, qui sont des caroténoïdes. Les acides gras oméga-3 sont essentiels. Les poissons gras tels les sardines et

le saumon, ainsi que les graines de lin contiennent divers types d'acides gras oméga-3. Les antioxydants tels la vitamine C, la vitamine E et le bêta-carotène aident également à maintenir la santé oculaire. Bon nombre de fruits et légumes ont une teneur élevée en lutéine, en zéaxanthine et en antioxydants.

Quels aliments devrais-je consommer ?

Les meilleurs sont certains fruits et légumes, les grains entiers et le poisson. Des études scientifiques ont montré que les éléments nutritifs qui se trouvent dans ces aliments peuvent empêcher ou ralentir la progression des maladies oculaires telles la dégénérescence maculaire liée à l'âge, les cataractes et le syndrome des yeux secs.[1]

Comment puis-je ajouter ces aliments à mon régime alimentaire?

Si vous suivez le programme d'aliments pour les yeux décrit dans le présent livre, vous consommerez les aliments appropriés qui vous aideront à conserver votre santé oculaire.

Les aliments pour les yeux ont-ils d'autres avantages pour la santé?

Des études montrent que ces aliments contribuent également à la prévention de certains cancers et de certaines maladies cardiovasculaires. L'ajout d'aliments pour les yeux à votre programme alimentaire protégera votre vision et améliorera votre santé globale et votre bien-être.[2]

Qui bénéficiera de la consommation d'aliments pour les yeux ?

Les gens de tout âge bénéficieront de l'ajout d'aliments pour les yeux à leur programme alimentaire. Ces aliments contiennent des éléments nutritifs qui aident à éviter la progression d'un trouble oculaire existant, et à réduire le risque de développer une maladie oculaire et de subir une perte de la vision.

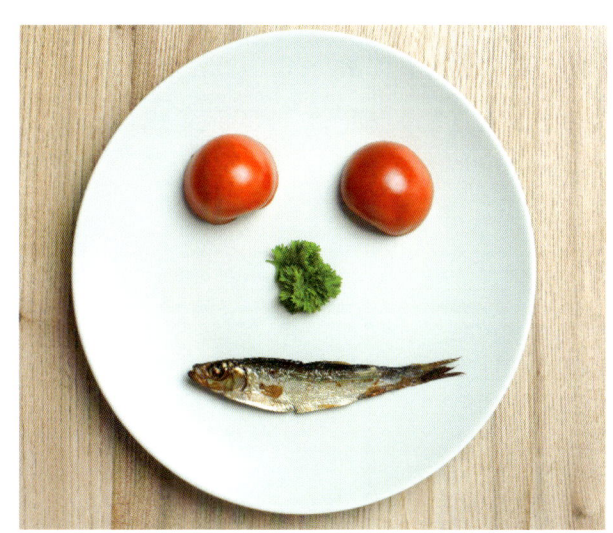

Introduction

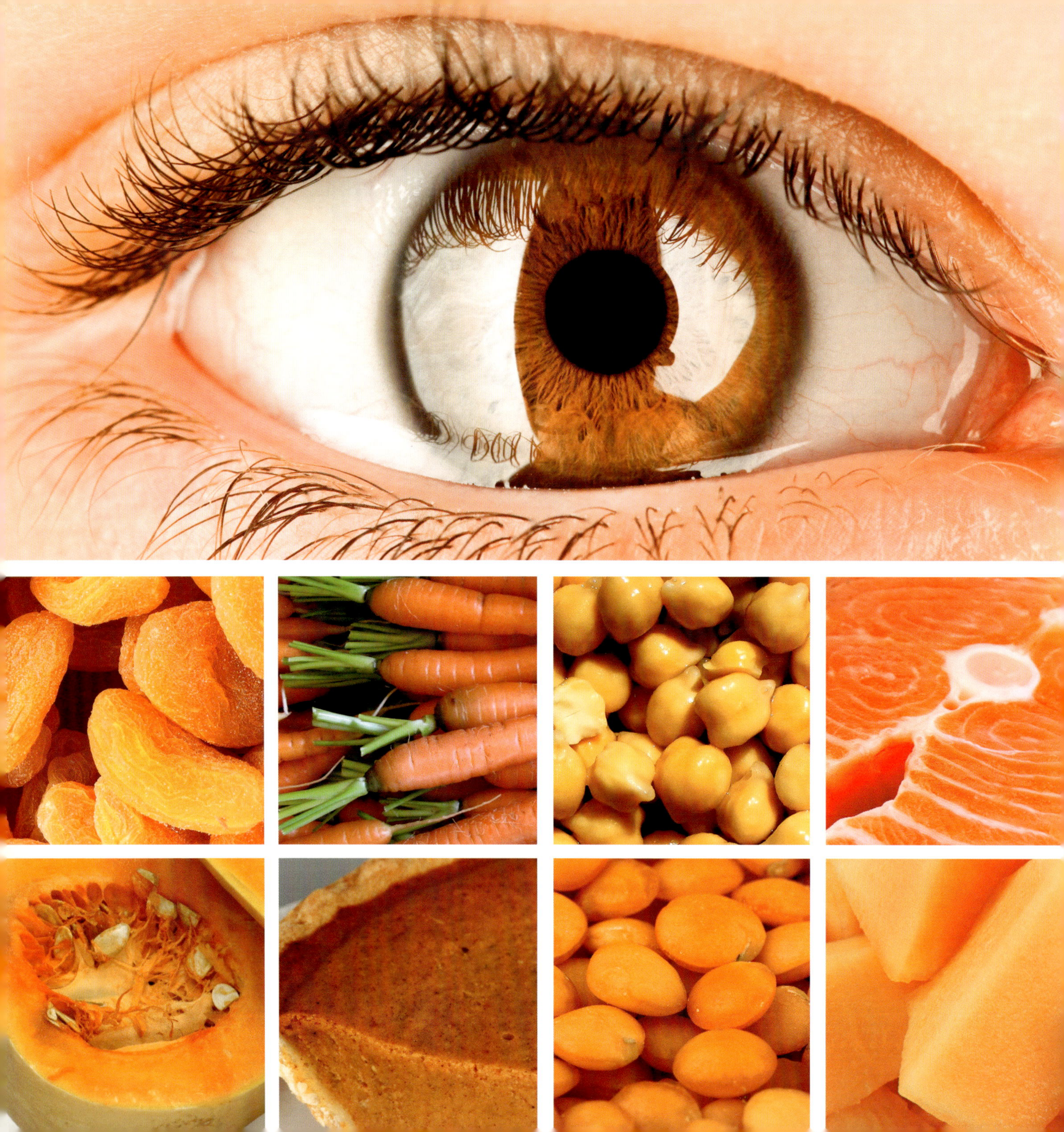

Première partie
L'ABC

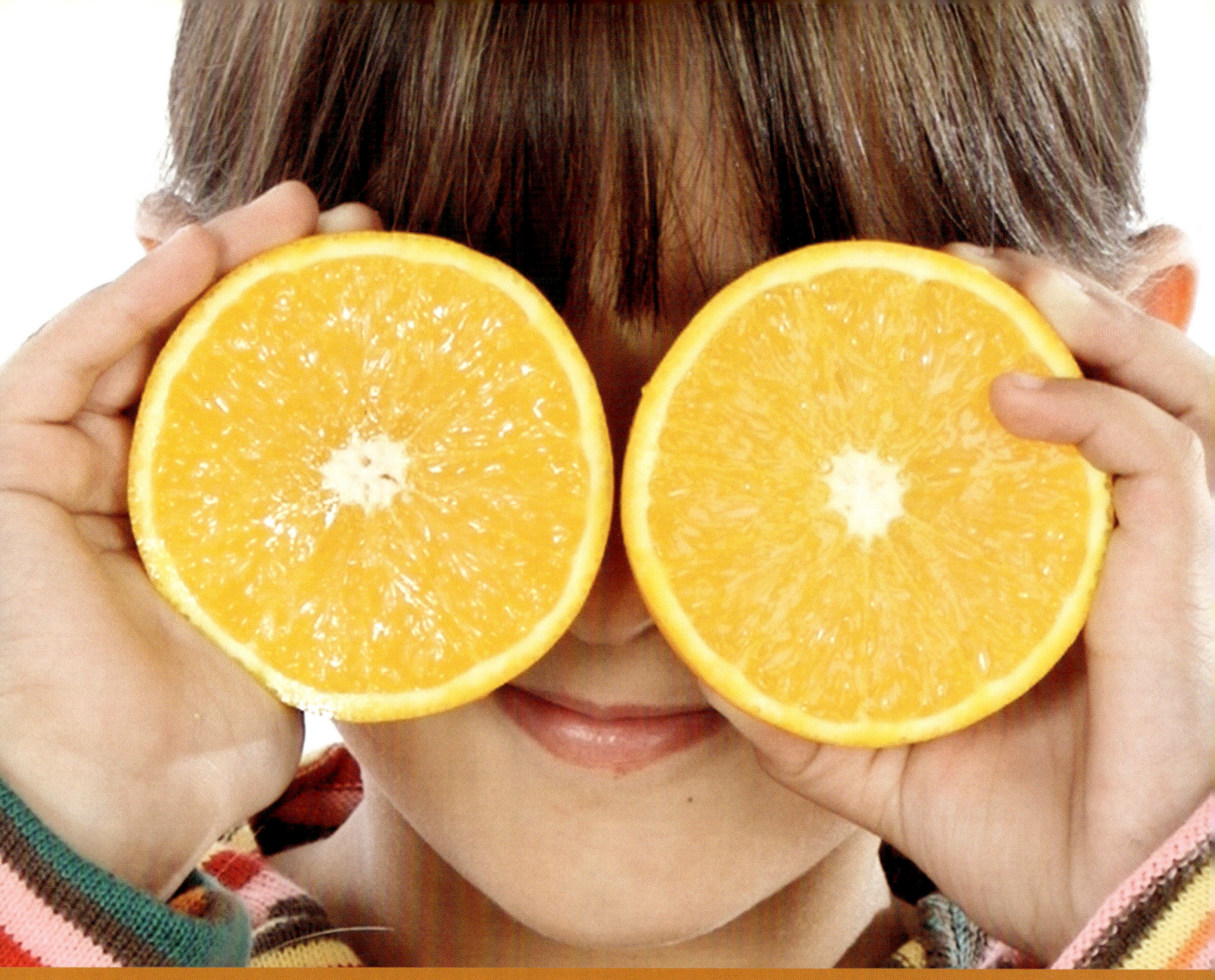

La première étape dans la prévention des maladies oculaires est la sensibilisation. De nombreuses maladies oculaires courantes sont fortement liées au programme alimentaire, à l'environnement et au mode de vie.

Chapitre 1
Santé et maladies oculaires

Au cours de nos années de pratique en optométrie, nous avons constaté que la majorité des gens considèrent la vue comme un de leurs sens les plus importants. Maintenir ses yeux en bonne santé est une priorité pour chacun, et nos patients nous demandent souvent comment ils peuvent conserver des yeux sains et protéger leur vue. La recherche scientifique récente nous a enseigné que le risque de nombreuses maladies oculaires peut être réduit grâce à un programme alimentaire et un mode de vie adéquats. C'est vous qui détenez la clé de la santé de vos yeux.

Acquérir des connaissances sur la santé et les maladies des yeux est la première étape pour préserver la vue ou soigner un trouble oculaire existant. De nombreuses personnes portent des lunettes ou des lentilles cornéennes afin de mieux voir de loin, de lire, ou les deux. La plupart des personnes qui portent des lunettes ou des lentilles cornéennes n'ont pas de maladie oculaire, mais plutôt un trouble oculaire appelé erreur de réfraction (myopie, hypermétropie, astigmatisme et presbytie).

Ce chapitre décrit les maladies oculaires les plus courantes, y compris leurs symptômes, causes et traitements. Il ne s'agit pas d'une liste exhaustive de toutes les maladies oculaires, puisque nous avons mis l'accent sur les affections oculaires chroniques, dont la majorité est liée au vieillissement ou à la présence d'inflammation dans le corps. Ces maladies sont celles qui sont le plus probablement influencées par le programme alimentaire.

N'oubliez pas cependant que chaque personne est différente, et qu'une maladie oculaire peut se présenter d'une manière particulière chez chacun. Si vous croyez que vous présentez une affection oculaire, parlez-en à votre professionnel de la vue.

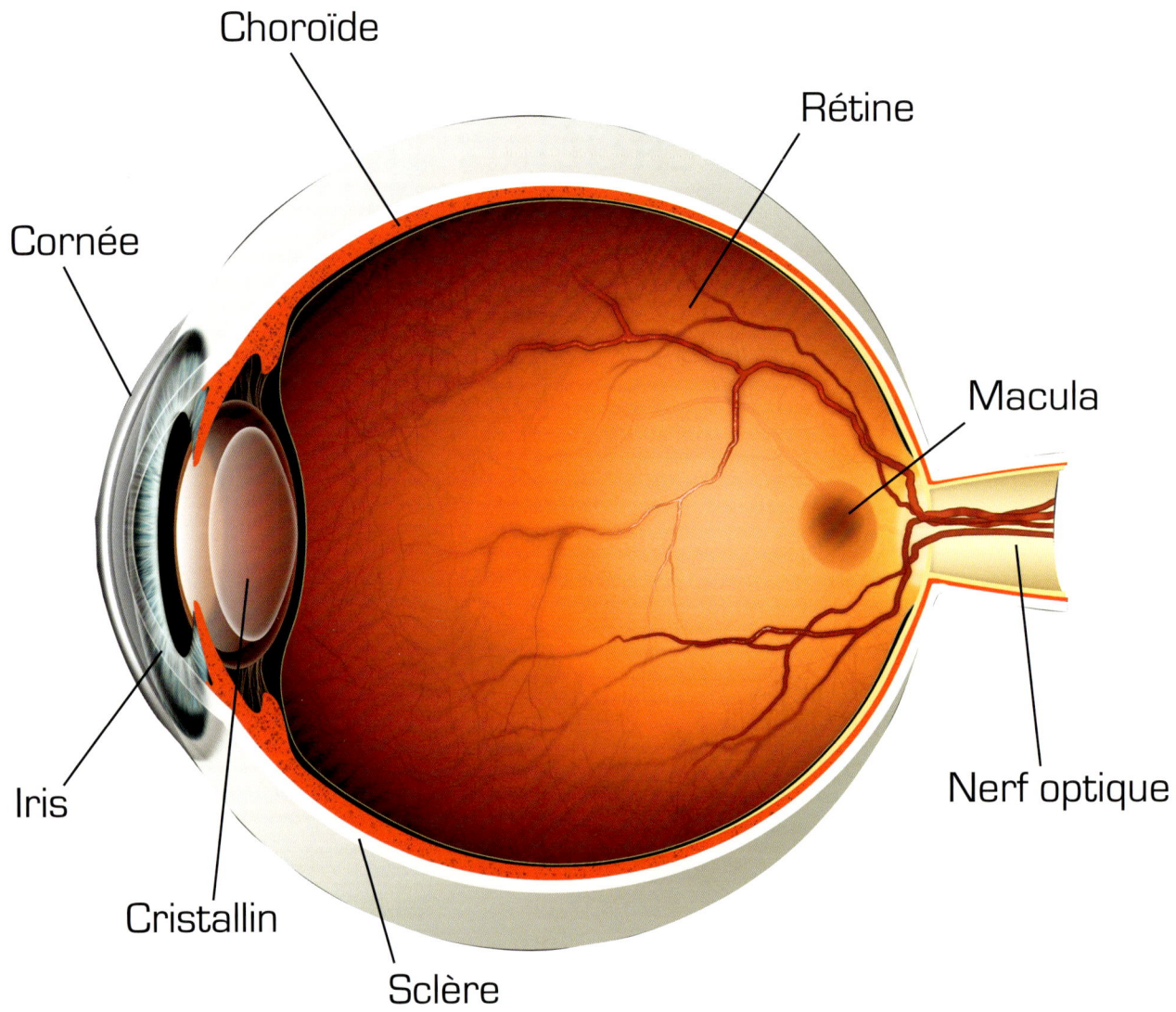

L'Association canadienne des optométristes recommande les lignes directrices suivantes pour l'examen de la vue chez les personnes pour qui le risque de développer des troubles oculaires est faible.

Groupe d'âge	Fréquence minimale recommandée pour l'examen de la vue
Bébés et tout-petits (de la naissance à 24 mois)	Vers l'âge de 6 mois
Enfants d'âge préscolaire (de 2 à 5 ans)	À l'âge de 3 ans et avant d'entrer à l'école primaire
Âge scolaire (de 6 à 19 ans)	Chaque année
Adultes (de 20 à 64 ans)	Chaque année ou à tous les deux ans
Adultes plus âgés (65 ans et plus)	Chaque année

Information provenant du site Web de l'Association canadienne des optométristes.
http://www.opto.ca/fr/optometry/exam-frequency.html (juillet 2010)

Santé et maladies oculaires   Chapitre 1

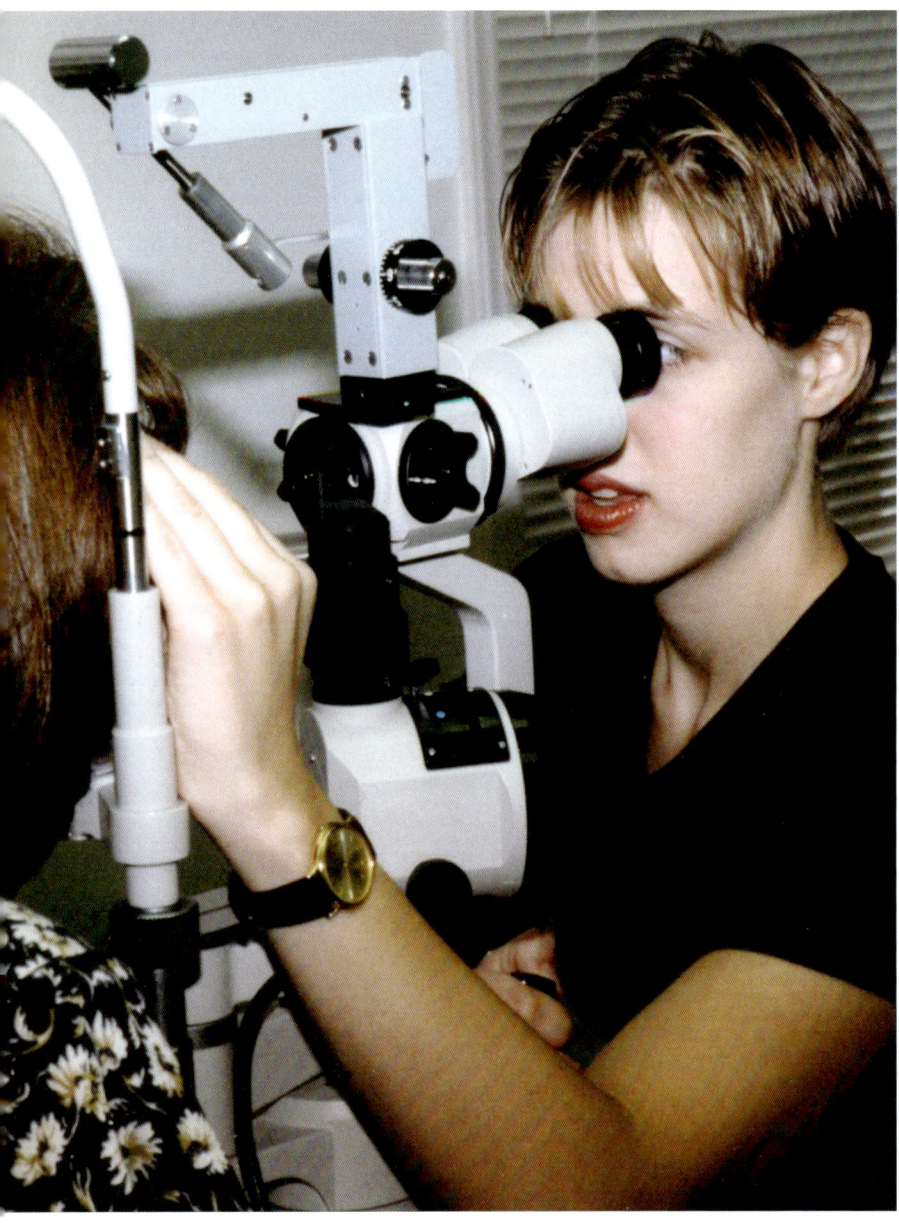

Même si vous n'avez jamais eu de troubles de la vision ou des yeux, un professionnel de la vue peut diagnostiquer de nombreuses maladies oculaires qui n'ont pas de symptômes apparents, pouvant ainsi prévenir la perte de la vision qui en découle. Il est donc essentiel de faire examiner vos yeux régulièrement par un optométriste.

- Après votre premier examen complet de la vue, votre professionnel de la vue pourra déterminer si des examens plus fréquents sont nécessaires.

Première partie   L'ABC

Maladies oculaires courantes

Dégénérescence maculaire liée à l'âge (DMLA)

Qu'est-ce que la dégénérescence maculaire liée à l'âge (DMLA)?
La dégénérescence maculaire liée à l'âge (DMLA) est une maladie chronique de la partie centrale de la rétine, c'est-à-dire la macula. Elle est la principale cause de cécité dans le monde occidental. Les chercheurs estiment que plus de deux millions de Canadiens présentent une certaine forme de DMLA. À mesure que la population vieillit, on s'attend à ce que ce nombre augmentera sensiblement. À l'heure actuelle, le Groupe de recherche sur la prévalence des maladies oculaires (Eye Disease Prevalence research group) estime que 1,8 million d'Américains ont une DMLA avancée, et que ce nombre doublera probablement au cours des deux prochaines décennies.[3]

Il y a deux formes de DMLA : la DMLA sèche et la DMLA humide. La DMLA sèche est plus fréquente que la DMLA humide mais peut se transformer en DMLA humide.

DMLA sèche : La DMLA sèche survient lorsque des cellules de la macula commencent à se décomposer, entraînant un amincissement de cette dernière et une diminution graduelle de la vue. De plus, la rétine devient incapable de se débarrasser de ses déchets métaboliques, appelés lipofuscine. La lipofuscine s'accumule dans la rétine sous forme de drusen qui bloquent la fonction normale de la rétine.

DMLA humide : La DMLA humide est causée par la croissance de vaisseaux sanguins anormaux dans la choroïde, ce qui procure un apport sanguin à la rétine. Ces nouveaux vaisseaux sanguins atteignent la macula par des brèches dans la membrane qui sépare la choroïde de la rétine. Ces vaisseaux sanguins faibles laissent échapper du liquide dans la rétine, entraînant une baisse de la vue qui est plus rapide et plus flagrante que dans le cas de la DMLA sèche.

Ni la DMLA sèche, ni la DMLA humide ne causent la cécité totale; elles provoquent seulement une diminution ou une perte de la vision centrale. Les gens atteints de DMLA peuvent remarquer des modifications dans leur capacité de lire des livres, de lire les panneaux de signalisation, ou d'apercevoir les détails du visage d'une personne; ces personnes peuvent toutefois marcher et se déplacer de manière sécuritaire.

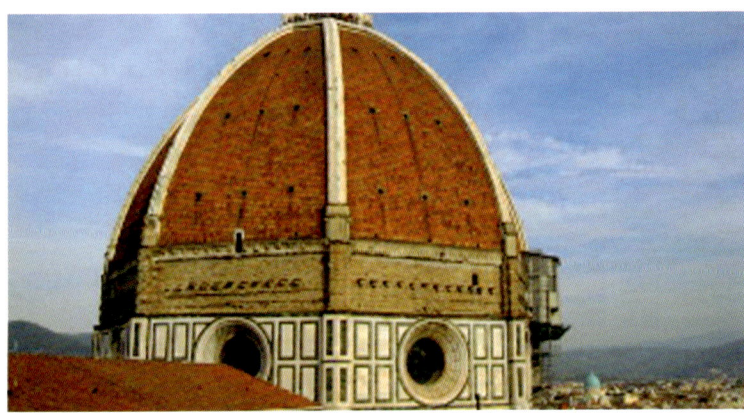

Vision normale.

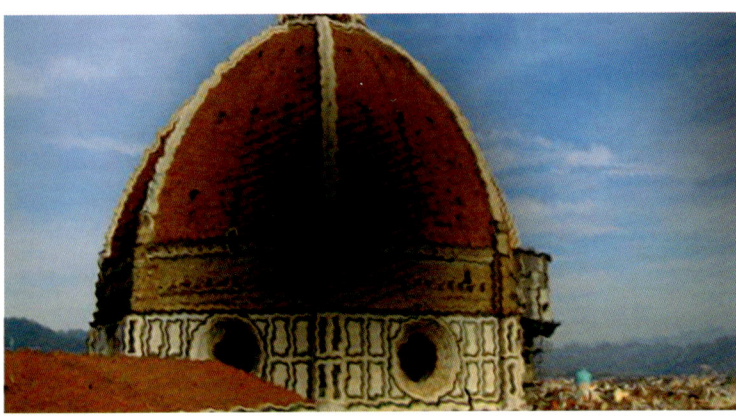

Exemple de la vision d'une personne ayant un début de DMLA.

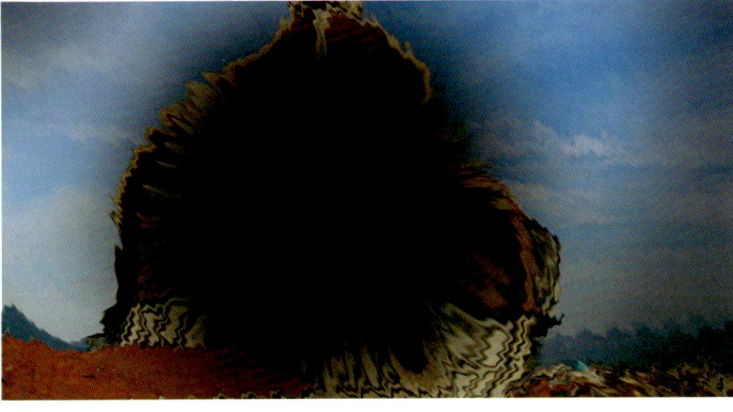

Exemple de la vision d'une personne ayant une DMLA avancée.

Première partie   L'ABC

Quels sont les symptômes de la DMLA?
- Perte graduelle de la vision centrale
- Distorsion des lignes droites
- Vision trouble durant la lecture
- Perte rapide de la vision centrale
- Tache aveugle à l'intérieur ou à proximité de la vision centrale
- La DMLA peut également être asymptomatique

Quels sont les facteurs de risque de la DMLA?
- Âge
- Fumer
- Antécédents familiaux de DMLA
- Exposition à la lumière ultraviolette
- Exposition à la lumière bleue (lumière visible à faible longueur d'onde)
- Régime à teneur élevée en sucre et en glucides raffinés
- Poids excessif ou obésité
- Sexe (les femmes courent un risque plus élevé que les hommes)
- Couleur des yeux (les personnes aux yeux de couleur claire courent un risque plus élevé)
- Race (les Blancs ont un risque plus élevé)
- Diabète
- Maladies cardiovasculaires

Comment la DMLA est-elle diagnostiquée?
Un optométriste ou un ophtalmologiste peut diagnostiquer la DMLA lors d'un examen des yeux au moyen de lentilles spéciales sous dilatation des pupilles. D'autres tests qui contribuent à diagnostiquer la DMLA comprennent les antécédents complets du patient, le test de la grille d'Amsler et l'imagerie rétinienne au moyen d'un équipement spécial. Un début de DMLA est souvent diagnostiqué lors d'un examen de routine avant qu'une personne ne présente des symptômes. Le diagnostic précoce de la DMLA peut donner à une personne l'occasion d'apporter des modifications à son programme alimentaire et à son mode de vie qui réduisent le risque de la progression de la maladie.

Maîtrise de la DMLA au moyen d'un programme alimentaire :
De nombreuses études ont démontré une relation entre la nutrition et la DMLA. Jusqu'à présent, l'étude la plus importante dans le domaine de la DMLA et de la nutrition est l'Étude américaine AREDS sur les maladies des yeux liées au vieillissement (Age-Related Eye Disease Study – AREDS). L'étude AREDS était un essai contrôlé randomisé qui a suivi plus de 3 000 participants pendant sept ans et a conclu que le fait de prendre un supplément avec des antioxydants particuliers et du zinc réduit

Santé et maladies oculaires   Chapitre 1

jusqu'à 25 % le risque de progression de la DMLA chez certains patients.[4]

L'étude de suivi, soit l'étude AREDS-2, évalue présentement les effets préventifs des suppléments de doses élevées de deux caroténoïdes (la lutéine et la zéaxanthine) et des acides gras oméga-3 sur les maladies des yeux liées à l'âge.

Les optométristes et les ophtalmologistes recommandent à la majorité de leurs patients ayant une DMLA de prendre un supplément vitaminique du type de l'étude AREDS et un supplément d'acides gras oméga-3. Un supplément ne remplace cependant pas un programme alimentaire sain. La synergie des éléments nutritifs des aliments complets exerce un effet bénéfique sur notre corps qu'un supplément ne peut copier. De nombreuses autres études ont constaté que des régimes élevés en certains éléments nutritifs aident à réduire le risque de DMLA, et que les régimes médiocres peuvent augmenter le risque d'une personne de contracter cette maladie. Les conclusions de ces études sont présentées en résumé dans les listes ci-dessous :

Prévention de la DMLA au moyen de l'alimentation[5] :
- Manger des aliments riches en lutéine et zéaxanthine
- S'assurer que le régime alimentaire soit élevé en vitamine C, en vitamine E, en bêta-carotène et en zinc
- Choisir du poisson avec des niveaux élevés d'acides gras oméga-3
- Participer à un niveau plus élevé d'activité physique ou d'exercice

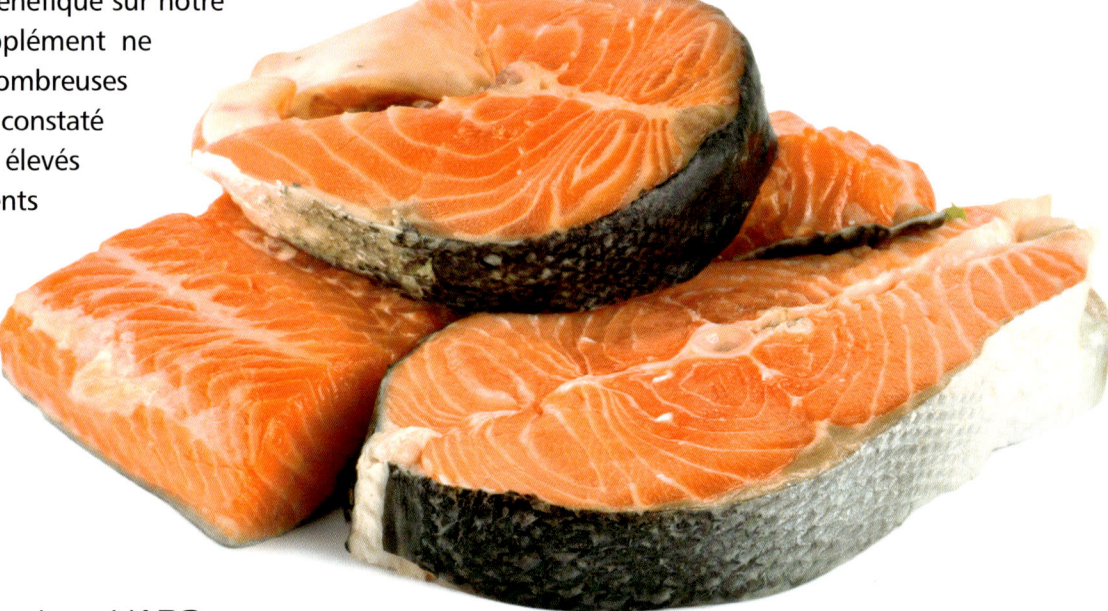

Facteurs de risque[6] :
- Un régime alimentaire à indice glycémique élevé
- Poids excessif et obésité

Le domaine de la recherche pour les traitements de la DMLA sèche et de la DMLA humide est en constante évolution. Même durant la rédaction de ce livre, les options de traitement pour la maladie continuent à changer et à s'améliorer.

Quel est le traitement actuel de la DMLA sèche?

Le traitement actuel pour la DMLA sèche vise à ralentir la progression de la maladie. Si vous avez une DMLA sèche, on vous recommande de modifier votre programme alimentaire et votre mode de vie en mangeant des aliments riches en antioxydants spécifiques et acides gras oméga-3, de prendre des suppléments vitaminiques oculaires du type de l'étude AREDS, de porter des lunettes de soleil et de cesser de fumer. Les optométristes et les ophtalmologistes conseillent aux personnes atteintes de DMLA sèche d'utiliser une grille d'Amsler tous les jours. La grille d'Amsler est un test simple permettant à une personne de noter les changements subtils de la vision qui peuvent être un signe de progression de la DMLA sèche à la DMLA humide.

Quel est le traitement actuel pour la DMLA humide?

Il y a plusieurs choix de traitement pour la DMLA humide qui dépendent du stade de la maladie et de l'emplacement des vaisseaux sanguins anormaux. Ceci comprend la photocoagulation au laser, la thérapie photodynamique au moyen du Visudyne®, et des injections anti-facteur de croissance vasculaire endothéliale. Jusqu'à présent, le seul traitement qui a fait preuve d'une amélioration de l'acuité visuelle est celui des médicaments anti-facteur de croissance vasculaire endothéliale.

Les médicaments anti-facteur de croissance vasculaire endothéliale bloquent le facteur de croissance vasculaire endothéliale, la protéine responsable de la croissance de nouveaux vaisseaux sanguins. Dans le cas de la DMLA humide, ces médicaments aident à interrompre la croissance de nouveaux vaisseaux sanguins dans la rétine. Ils peuvent ralentir la progression de la perte de la vision et, dans certains cas, même l'améliorer. Un ophtalmologiste injectera le médicament dans l'œil. Des injections multiples, administrées mensuellement, sont souvent nécessaires pour que le traitement soit efficace.[7]

Dégénérescence maculaire liée à l'âge (DMLA)

EN RÉSUMÉ

- La DMLA est la principale cause de cécité dans le monde occidental.

- La DMLA affecte uniquement la vision centrale. Elle ne mène pas à la cécité totale.

- Il y a deux types de DMLA : la DMLA sèche et la DMLA humide.

- La DMLA sèche est plus courante et moins grave que la DMLA humide. Dans certains cas, la DMLA sèche peut progresser jusqu'à la DMLA humide.

- Les antioxydants, les caroténoïdes (lutéine et zéaxanthine), les acides gras oméga-3, et les régimes alimentaires riches en fibres comprenant des grains entiers peuvent aider à prévenir ou à réduire le risque de la progression de la DMLA.

- Il est généralement recommandé aux personnes présentant des signes de DMLA précoce à intermédiaire de prendre un supplément vitaminique du type de l'étude AREDS, de suivre un régime contenant des aliments bénéfiques pour les yeux et de consulter régulièrement leur professionnel de la vue.

- Le tabagisme augmente le risque de la DMLA.[8]

Les cataractes

Que sont les cataractes?
Une cataracte est une affection où le cristallin de l'œil perd sa transparence. À mesure que nous vieillissons, les cristallins de nos yeux deviennent opaques, ce qui provoque graduellement une vision embrouillée ainsi qu'une diminution de la vision nocturne. Chez certaines personnes, l'apparition des cataractes peut passer inaperçue car la vision change progressivement.

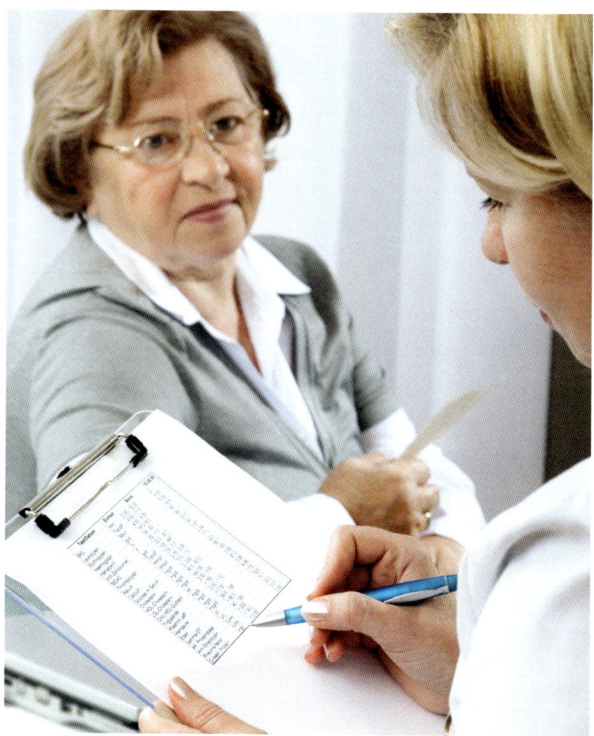

Les cataractes sont plus fréquentes chez les personnes âgées de plus de 60 ans; certaines variétés de cataractes peuvent cependant survenir chez des personnes plus jeunes. Il y a trois principaux types de cataractes : la sclérose nucléaire, la cataracte corticale antérieure et la cataracte sous-capsulaire postérieure. Dans la majorité des cas, une cataracte se présente comme une combinaison de ces trois types.

Quels sont les symptômes des cataractes?
- Diminution de la vision éloignée et/ou rapprochée
- Vision atténuée ou trouble
- Difficulté à conduire le soir
- Éblouissement
- Besoin de davantage de lumière pour lire
- Myopie accrue

Quels sont les facteurs de risque des cataractes?
- Âge
- Médicaments (prendre des stéroïdes pendant de longues périodes accroît le risque de cataractes sous-capsulaires postérieures)
- Exposition à la lumière ultraviolette
- Antécédents familiaux (aident à prévoir l'âge d'apparition des cataractes)
- Alimentation riche en sucre et en glucides raffinés[9]

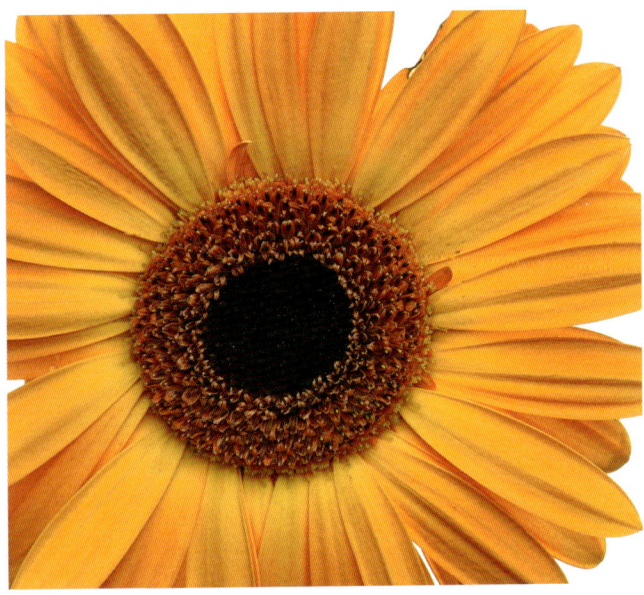

La photo ci-dessous est un exemple de la vision d'une personne ayant des cataractes.

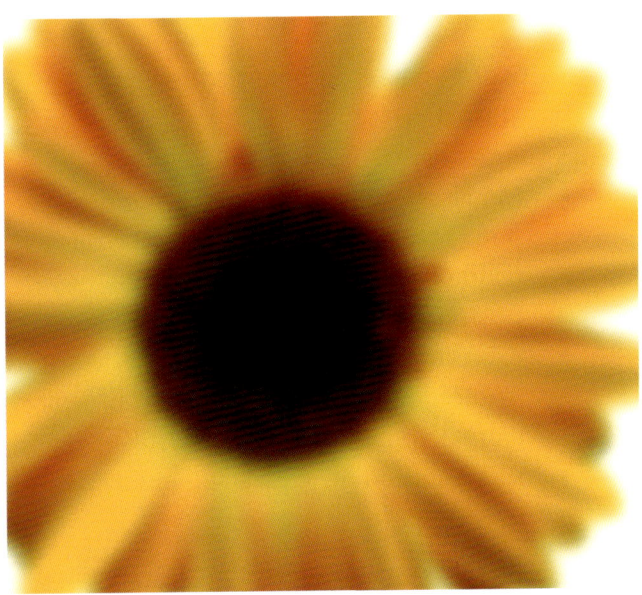

Comment les cataractes sont-elles diagnostiquées?

Un optométriste ou un ophtalmologiste peut diagnostiquer les cataractes au moyen d'un biomicroscope (microscope conçu pour l'examen des tissus de l'œil) lors d'un examen des yeux avec dilatation des pupilles.

Maîtrise des cataractes au moyen de l'alimentation[10] :

- Des régimes riches en antioxydants et en caroténoïdes lutéine et zéaxanthine, peuvent offrir une protection contre l'évolution des cataractes.
- Des régimes comprenant des aliments dont l'indice glycémique est élevé peuvent accroître le risque de cataractes.
- Des régimes riches en acides gras oméga-3 peuvent réduire le risque de contracter certains types de cataractes.

Quel est le traitement actuel des cataractes?

Les cataractes progressent à un rythme différent selon les personnes; aussi, si vous souffrez de cataractes, il est essentiel de discuter avec votre professionnel de la vue

Première partie   L'ABC

du stade de vos cataractes. Si vous présentez des signes précoces de cataractes, vous pourriez retarder leur progression avec une alimentation riche en aliments qui favorisent la santé des yeux (aliments pour les yeux), et en portant des lunettes de soleil pour protéger vos yeux de la lumière bleue et de la lumière ultraviolette.

La chirurgie de la cataracte est le seul traitement pour les cataractes avancées. Un ophtalmologiste effectue la chirurgie de la cataracte chez des patients si les cataractes sont importantes visuellement et cliniquement.

Si la chirurgie de la cataracte est nécessaire, le chirurgien se servira de la technologie d'ultrasonographie (phacoémulsification), afin de fractionner la cataracte avant qu'elle ne soit enlevée. Le chirurgien retire ensuite le cristallin de l'œil et le remplace par un implant intraoculaire. De nombreux implants intraoculaires de divers types sont disponibles; n'oubliez donc pas de demander à votre chirurgien des yeux de vous indiquer l'implant qui vous convient le mieux.

La chirurgie de la cataracte est généralement une opération sécuritaire et le risque de complications est très faible. La majorité des gens ne ressentent pas de douleur ni d'inconfort durant ou après la chirurgie. La chirurgie est effectuée à l'hôpital ou en clinique privée.

La guérison et le délai de récupération après la chirurgie de la cataracte varient, mais de nombreuses personnes constatent une amélioration de leur vision après quelques jours. Après une chirurgie de cataractes, la plupart des gens n'ont plus besoin de porter des lunettes pour voir de loin, mais ils en ont besoin pour lire. Des visites de suivi sont prévues pour évaluer la vision et les yeux d'une personne ayant subi une chirurgie de cataractes.

Les cataractes

EN RÉSUMÉ

- Une cataracte est une perte de la transparence du cristallin de l'œil.

- Les cataractes sont le plus couramment observées chez les personnes âgées de plus de 60 ans.

- En général, les cataractes progressent lentement, provoquant une diminution progressive de la vision.

- Les antioxydants, les caroténoïdes (lutéine et zéaxanthine) et les acides gras oméga-3 peuvent protéger contre le développement ou la progression des cataractes.

- Il a été démontré qu'un programme alimentaire comprenant des aliments dont l'indice glycémique est élevé accroît le risque d'apparition de cataractes.

- L'exposition à la lumière ultraviolette accroît le risque de cataractes.

- La chirurgie de la cataracte, opération présentant de faibles risques, est le seul traitement des cataractes et comporte un taux élevé de réussite.

- Lors de la chirurgie de la cataracte, un chirurgien implante une lentille intraoculaire dans l'œil, ce qui élimine souvent le besoin de porter des lunettes pour voir de loin.

Syndrome de sécheresse oculaire

Qu'est le syndrome de sécheresse oculaire?
Le syndrome de sécheresse oculaire (syndrome de Sjögren ou kératoconjonctivite sèche) est une maladie de l'œil qui affecte les hommes et les femmes de tout âge. Même s'il ne provoque généralement pas de perte de vision importante comme la dégénérescence maculaire liée à l'âge (DMLA) ou les cataractes, le syndrome de sécheresse oculaire a une incidence notable sur la santé globale de l'œil, et les symptômes peuvent affecter la qualité de vie d'une personne. Le syndrome de sécheresse oculaire est souvent appelé « maladie de la surface de l'œil ». Cela ne signifie pas nécessairement qu'une personne ne sécrète pas suffisamment de larmes; il s'agit souvent d'un déséquilibre du film lacrymal.

Le film lacrymal comprend trois couches : aqueuse (eau), lipidique (huile) et muqueuse. Le syndrome de sécheresse oculaire cause un dérèglement de l'équilibre de ces trois couches par divers facteurs.

Les symptômes du syndrome de sécheresse oculaire varient fortement. Les personnes atteintes de cette maladie signalent rarement qu'elles ressentent effectivement de la sécheresse des yeux. Le syndrome de sécheresse oculaire affecte les personnes de tout âge, à divers degrés de gravité. Le syndrome de sécheresse oculaire modéré peut provoquer une sensation de présence d'un corps étranger dans l'œil ou de brûlure. Le syndrome de sécheresse oculaire de modéré à grave peut provoquer une douleur oculaire et un larmoiement intense des yeux.

Quels sont les symptômes du syndrome de sécheresse oculaire?
- Sensation de brûlure des yeux
- Épiphora
- Sensation de présence d'un corps étranger
- Rougeur
- Écoulement (mucus)
- Sensibilité à la lumière

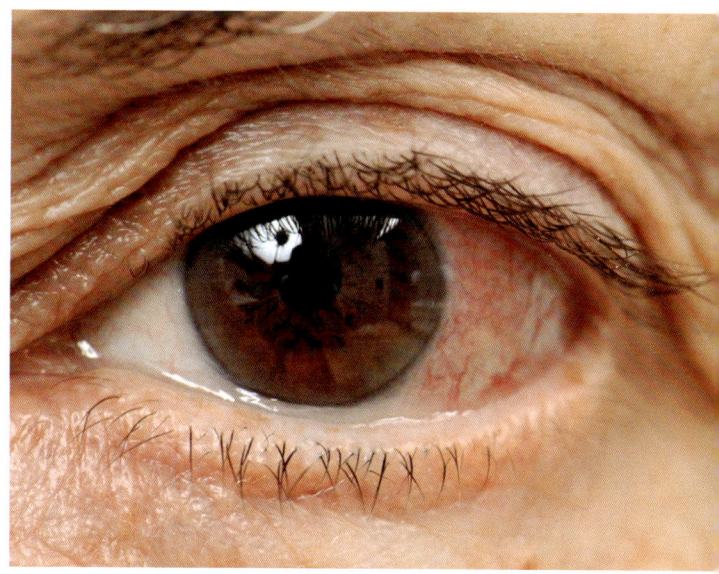

Quelles sont les causes du syndrome de sécheresse oculaire?

- Environnement
- Maladie de la paupière (blépharite ou meibomiite)
- Déséquilibre alimentaire : rapport alimentaire omégas-6/omégas-3 élevé
- Médicaments
- Maladie systémique (comme un syndrome de Sjögren ou la polyarthrite rhumatoïde)
- Lentilles cornéennes
- Emploi d'ordinateur

Comment le syndrome de sécheresse oculaire est-il diagnostiqué?

Un optométriste ou un ophtalmologiste diagnostiquera le syndrome de sécheresse oculaire au moyen d'une série variée de tests. Dans la plupart des cas, votre professionnel de la vue peut diagnostiquer le syndrome de sécheresse oculaire en regardant dans vos yeux avec un biomicroscope. Des antécédents familiaux détaillés, y compris la description des symptômes et leur durée, sont importants pour diagnostiquer le syndrome de sécheresse oculaire. D'autres examens utilisés pour diagnostiquer cette affection sont le test lacrymal de Schirmer et une évaluation de la cornée pratiquée au moyen de colorants ophthalmiques comme la fluorescéine et le vert lissamine.

Maîtrise du syndrome de sécheresse oculaire au moyen d'alimentation[11] :

- Les acides gras oméga-3 peuvent réduire l'incidence du syndrome de sécheresse oculaire chez la femme. En effet, une étude approfondie a démontré que les femmes dont l'apport nutritionnel en acides gras oméga-3 (principalement des poissons gras comme le thon) est supérieur présentent une prévalence plus faible du syndrome de sécheresse oculaire.
- Les régimes alimentaires ayant un ratio élevé en omégas-6 par rapport aux omégas-3 (15 contre 1) sont associés à une incidence du syndrome de sécheresse oculaire qui est deux fois plus élevée que celle constatée avec les programmes ayant un faible ratio.
- L'huile de graines de lin peut réduire les symptômes du syndrome de sécheresse oculaire chez les patients atteints du syndrome de Sjögren (maladie caractérisée par des membranes muqueuses sèches dans le corps).

Quel est le traitement du syndrome de sécheresse oculaire?

Selon la cause et la gravité de la maladie, il existe de nombreuses possibilités de traitements du syndrome de sécheresse oculaire. Le facteur le plus important pour la réussite du traitement est son observance par le patient. De nombreuses

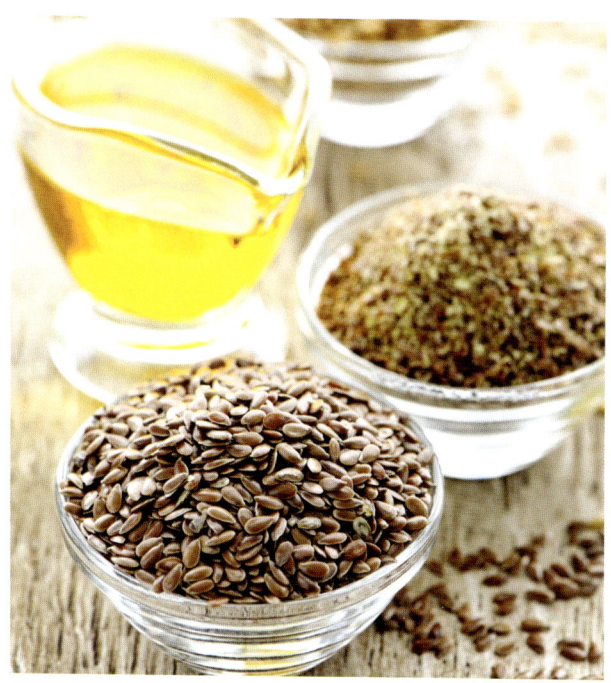

personnes sont d'avis que le traitement occasionne trop de contraintes et elles ne respectent pas les recommandations de leur optométriste. Ceci peut engendrer de la frustration et du découragement, tant pour le patient que pour le praticien.

Si vous pensez que vous souffrez du syndrome de sécheresse oculaire, discutez des possibilités de traitement avec votre professionnel de la vue. Sachez que le traitement de votre maladie sera un processus complexe et qu'il peut exiger de fréquentes visites de suivi. Avec de la patience et de la persévérance, certains des traitements suivants peuvent diminuer les symptômes du syndrome de sécheresse oculaire.

- Gouttes de larmes artificielles.
- Compresses chaudes et nettoyants à paupières (un produit particulier pour nettoyer les paupières)
- Médicaments anti-inflammatoires (comme le Restasis ou des gouttes ophtalmiques contenant des stéroïdes)
- Acides gras oméga-3 (de poissons gras)
- Bouchons méatiques (bloquent un conduit lacrymal pour réduire le drainage lacrymal)

Dans notre cabinet d'optométrie, nous rencontrons tous les jours des patients atteints du syndrome de sécheresse oculaire. La plupart d'entre eux cherchent un traitement rapide de leurs symptômes. Cependant, ce qu'ils ne réalisent pas, est que le syndrome de sécheresse oculaire est une maladie chronique, et que les symptômes sont un signe d'inflammation de l'œil. Tout comme le syndrome de sécheresse oculaire prend du temps avant de provoquer de l'inconfort, une sensation de brûlure ou des larmoiements, il faut du temps pour que le traitement fasse preuve de son efficacité.

Syndrome de sécheresse oculaire

EN RÉSUMÉ

- Le syndrome de sécheresse oculaire est une maladie oculaire chronique courante qui touche les personnes de tout âge, à divers degrés de sévérité.

- Le syndrome de sécheresse oculaire ne provoque pas la perte de la vision, mais peut occasionner une fluctuation de la vision, rendant la lecture plus difficile. Lorsque non traité, le syndrome de sécheresse oculaire modéré à grave peut affecter la qualité de vie d'une personne.

- Les symptômes varient en fonction de la cause et de la gravité du syndrome de sécheresse oculaire.

- Les personnes souffrant du syndrome de sécheresse oculaire ont souvent les yeux qui larmoient.

- Des facteurs environnementaux peuvent affecter la gravité des symptômes du syndrome de sécheresse oculaire.

- Les acides gras oméga-3 du poisson et d'huile de graines de lin peuvent aider à soulager le syndrome de sécheresse oculaire chez certaines personnes.

- Le traitement du syndrome de sécheresse oculaire nécessite de la patience. Grâce à des soins appropriés et à une adaptation du programme alimentaire, les symptômes peuvent être grandement réduits.

Première partie L'ABC

Affections des paupières

Blépharite et meibomiite

La blépharite et la meibomiite sont des affections chroniques de la paupière souvent associées au syndrome de sécheresse oculaire. La blépharite est une inflammation du bord des paupières. La meibomiite est une inflammation des glandes de Meibomius (sébacées) de la paupière. En général, la blépharite et la meibomiite surviennent simultanément. Ce sont des maladies chroniques pour lesquelles il n'existe pas de cure. Toutefois, un traitement assidu peut réduire les signes et les symptômes de blépharite et de meibomiite.

Chez les personnes ayant des affections de la paupière, les glandes sébacées des paupières ne fonctionnent pas adéquatement. C'est pourquoi les paupières deviennent inflammées et les bactéries normales qui se trouvent sur les cils prolifèrent. Si elles ne sont pas traitées, les affections graves de la paupière peuvent mener à l'apparition d'orgelets, de chalazions (orgelets chroniques), ou d'ulcères cornéens provoqués par les toxines des bactéries staphylocoque proliférant sur la paupière.

Quels sont les symptômes des affections des paupières?
- Rougeur de la paupière
- Sensation de brûlure
- Inconfort
- Sensation de corps étranger
- Épiphora
- Écoulement (mucus, croûtes dans les yeux, particulièrement le matin)

Quelles sont les causes des affections des paupières?
- Acné rosacée
- Déséquilibre alimentaire
- Inflammation
- Environnement
- Idiopathiques (cause inconnue)

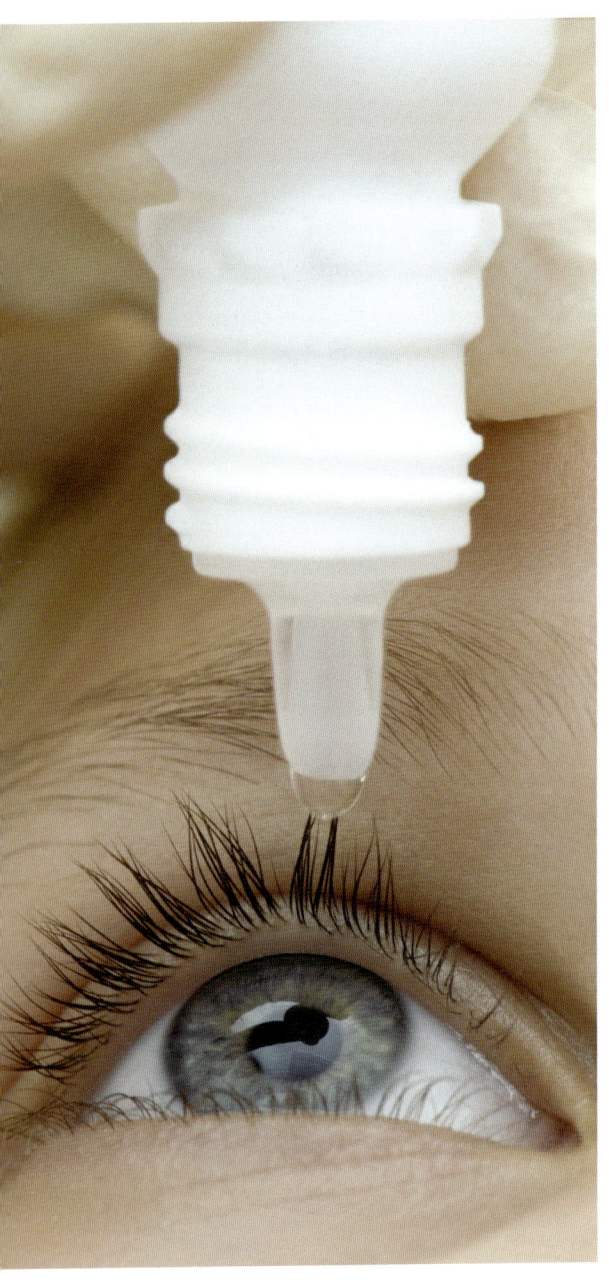

Comment les affections des paupières sont-elles diagnostiquées?

Un optométriste ou un ophtalmologiste peut diagnostiquer les affections des paupières lors d'un examen de la vue au moyen d'un biomicroscope. Une description détaillée de vos symptômes oculaires peut également aider à diagnostiquer des affections des paupières.

Maîtrise des affections des paupières au moyen de l'alimentation :

Un déséquilibre des acides gras dans le corps favorise l'inflammation dans le corps. Le régime alimentaire typique en Amérique du Nord ne comprend pas suffisamment d'acides gras oméga-3. C'est pourquoi les maladies inflammatoires comme la blépharite et la meibomiite sont fréquentes en Amérique du Nord. Les personnes qui souffrent d'affections cutanées comme l'acné rosacée sont également susceptibles de développer des affections des paupières.[12]

Quel est le traitement de la blépharite et de la meibomiite?

Selon la gravité et le type d'affection de la paupière, il existe différents traitements pour la blépharite et la meibomiite. La majorité des schémas thérapeutiques consiste à appliquer au moins une fois par jour des compresses chaudes sur les paupières supérieures et inférieures pendant cinq minutes. Ensuite, le bord des paupières est nettoyé au moyen d'un shampoing conçu à cet effet. Ces procédures contribuent à contrôler la création d'huiles et la prolifération de bactéries sur les bords des paupières.

- Compresses chaudes appliquées sur les paupières
- Shampoing des paupières

Première partie   L'ABC

- Larmes artificielles
- Alimentation riche en acides gras oméga-3
- Gouttes ophtalmiques anti-inflammatoires ou combinaison de gouttes ophtalmiques anti-inflammatoires et antibiotiques (thérapie de courte durée)
- Antibiotiques par voie orale (utilisés pour leurs propriétés anti-inflammatoires)

Tout comme pour le syndrome de sécheresse oculaire, la blépharite et la meibomiite sont des affections chroniques pour lesquelles il n'y a pas de cure. N'oubliez pas que les symptômes des affections des paupières ne se produisent qu'après une inflammation. Par conséquent, le traitement des affections des paupières prend du temps. Lorsque les symptômes ont diminué et que vos yeux sont en meilleur état, il est important de poursuivre le traitement prescrit. Conserver des yeux sains exige un engagement. Si vous avez présentement une affection des paupières, seulement quelques modifications à votre routine quotidienne et à votre alimentation vous aideront à avoir des yeux plus sains.

Inflammation dans le corps

Dans de nombreux cas, l'inflammation est importante pour notre santé. Elle survient en tant que réaction naturelle du corps à une blessure ou à des envahisseurs étrangers, notamment les bactéries et virus. L'inflammation est la pierre angulaire de la guérison. Cependant, une inflammation peut également survenir sans raison bénéfique pour le corps. C'est le cas de maladies auto immunes telles l'arthrite rhumatoïde, le lupus et la spondylite ankylosante.

Les symptômes du syndrome de sécheresse oculaire, de la blépharite et de la meibomiite, résultent de l'inflammation de l'œil. Sans traitement, ces affections occasionnent de l'inflammation qui se produit à la surface de l'œil.

De nombreux facteurs du mode de vie nord-américain mènent à une inflammation chronique dans le corps. Le tabagisme, l'obésité et un déséquilibre de l'apport nutritionnel en acides gras oméga-6 et oméga-3 (c. à d. 15 contre 1) sont tous considérés comme étant pro-inflammatoires. L'inflammation chronique est un facteur de risque de maladies telles l'athérosclérose, le diabète de type 2 et même le cancer.[13]

Santé et maladies oculaires   Chapitre 1

Affections des paupières

EN RÉSUMÉ

- La blépharite et la meibomiite sont des affections chroniques des paupières.

- Il n'existe pas de cure pour la blépharite et la meibomiite, mais des routines de traitement quotidien peuvent réduire ou supprimer les symptômes de ces affections.

- Malgré les causes multiples des affections des paupières, l'inflammation en est la cause sous-jacente.

- Les propriétés anti-inflammatoires des acides gras oméga-3 peuvent aider la blépharite et la meibomiite en réduisant l'inflammation.

- Le traitement efficace de la blépharite et de la meibomiite exige des routines de traitement quotidien, telles que recommandées par un optométriste ou un ophtalmologiste.

- Les rendez-vous de suivi de routine sont importants dans le traitement des affections des paupières. Dans certain cas, des médicaments administrés par voie orale peuvent être nécessaires.

- Soyez patient. Grâce à un traitement adéquat, les symptômes des affections des paupières peuvent s'améliorer grandement.

Première partie   L'ABC

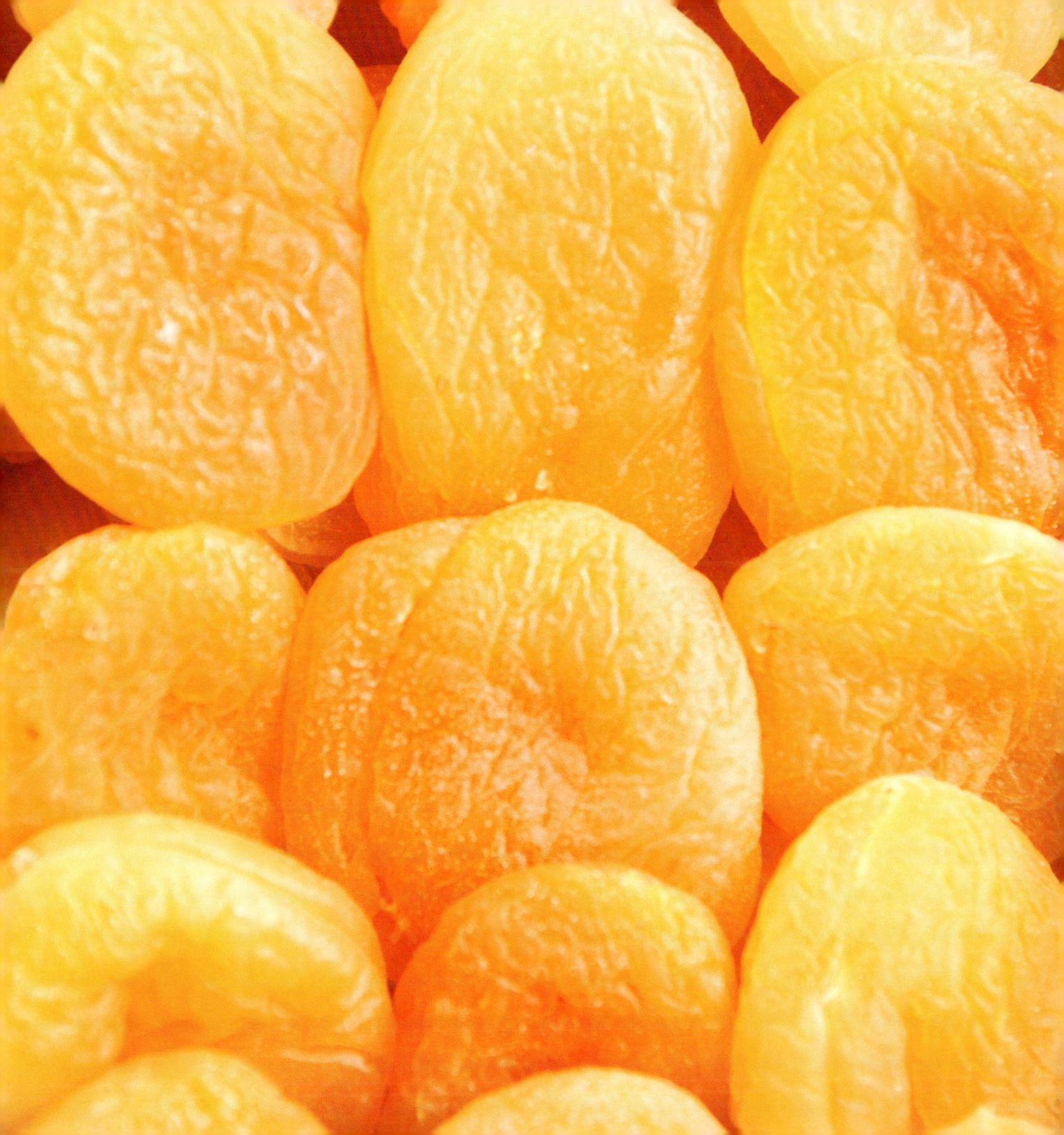

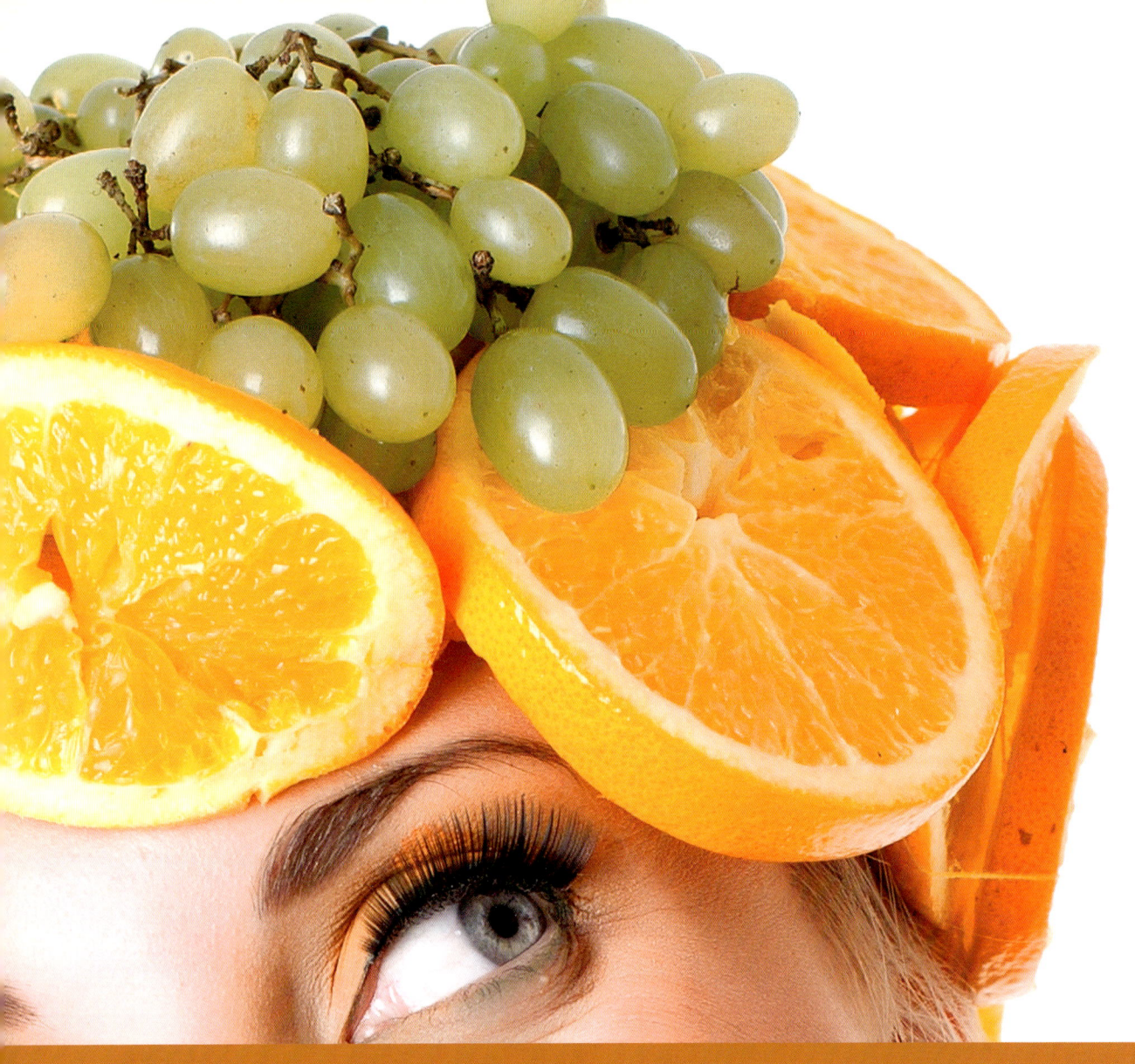

Après un examen rigoureux des études scientifiques, nous avons ciblé les éléments nutritifs les plus importants pour prévenir des maladies des yeux. Les aliments pour les yeux sont pleins d'éléments nutritifs essentiels pour la santé oculaire.

Chapitre 2
Éléments nutritifs pour les yeux

Les éléments nutritifs pour les yeux sont un groupe d'éléments bénéfiques pour la santé oculaire. Après un examen rigoureux d'études scientifiques, nous avons ciblé les éléments nutritifs les plus importants pour prévenir des maladies des yeux et promouvoir la santé oculaire. Chacun de ces éléments nutritifs peut réduire le risque de maladies oculaires, seul ou associé à d'autres éléments nutritifs. Outre ces éléments, nous mettons l'accent sur des facteurs alimentaires tels l'indice glycémique et l'apport en fibres.

Dans nos cliniques d'optométrie, nous sommes fréquemment questionnées par nos patients sur l'utilisation de vitamines, de minéraux et de suppléments afin de promouvoir la santé oculaire. La majorité des gens ont entendu dire que les antioxydants sont importants pour avoir des yeux sains. Certains patients sont conscients de l'importance d'éléments nutritifs particuliers, notamment la lutéine et la zéaxanthine pour les yeux. Cependant, la majorité ont des questions sur la manière d'utiliser ces renseignements et d'ajouter ces éléments nutritifs à leur régime alimentaire.

Dans ce chapitre, nous décrivons les éléments nutritifs les plus importants pour les yeux. Même si chaque élément nutritif pour les yeux peut aider à prévenir les maladies oculaires, la synergie de tous les éléments nutritifs est encore plus bénéfique pour maintenir la santé des yeux. Les chapitres « Aliments pour les yeux » et « Programme aliments pour les yeux » montrent comment vous pouvez tirer profit de cette synergie des éléments nutritifs.

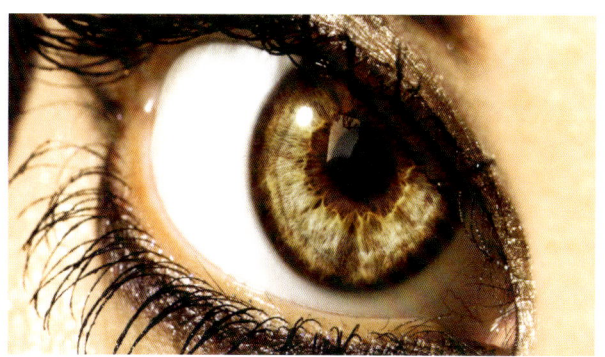

Questions fréquentes sur la nutrition

Devrais-je prendre des suppléments vitaminiques, ou est-il préférable d'essayer d'atteindre un apport adéquat d'éléments nutritifs à partir de mon alimentation?

Les gens ayant certaines affections oculaires et médicales ou facteurs de risque pour certaines maladies ne pourront satisfaire aux exigences nutritionnelles nécessaires pour prévenir des maladies uniquement au moyen d'un régime alimentaire. Dans ces cas, il est important de prendre un supplément alimentaire si un professionnel de la santé vous le recommande. Cependant, un supplément ne remplace pas une alimentation saine. La synergie des éléments nutritifs dans les aliments entiers a des effets bénéfiques sur notre corps que les suppléments ne peuvent reproduire.

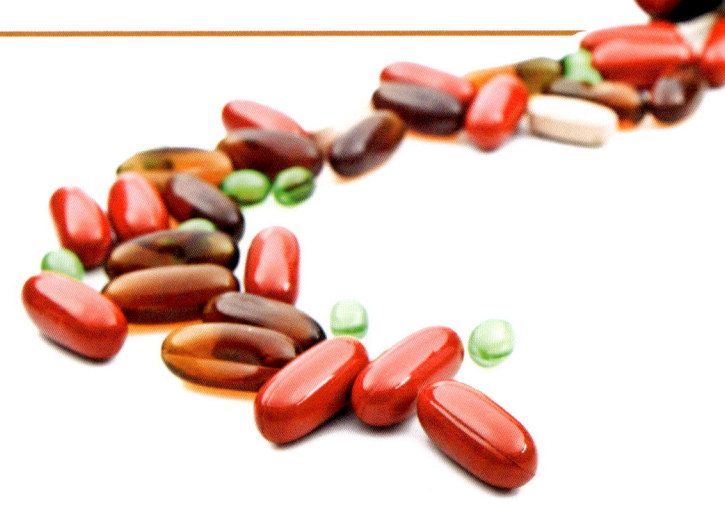

Comme mentionné dans le Chapitre 1, les professionnels des soins de la vue conseillent à la majorité des personnes atteintes de dégénérescence maculaire liée à l'âge (DMLA) de prendre un supplément vitaminique du type de l'étude américaine AREDS sur les maladies des yeux liées au vieillissement (Age-Related Eye Disease Study – AREDS) et un supplément d'acides gras oméga-3, afin d'éviter la progression de la DMLA. Dans le chapitre suivant, nous examinerons les avantages que certains éléments nutritifs ont sur la santé oculaire et l'état général de la santé, comme le montrent plusieurs études scientifiques.

Vous devriez prendre la décision de consommer un supplément seulement après en avoir discuté avec votre professionnel de la santé. Les femmes enceintes, les femmes qui allaitent et les personnes qui ont des problèmes de santé doivent se renseigner auprès d'un médecin avant de prendre un supplément. Certains suppléments peuvent interagir avec certains médicaments d'ordonnance et médicaments en vente libre, entraînant des effets secondaires néfastes ou modifiant l'efficacité du médicament. C'est pourquoi il est essentiel d'informer vos professionnels de la santé de tous les médicaments avec ou sans ordonnance et des suppléments que vous prenez.

Quelle est la quantité de chaque élément nutritif dont j'ai besoin?

La posologie recommandée de chaque élément nutritif varie selon les personnes ayant des affections médicales différentes et pour celles en santé. En ce qui concerne la prévention ou le traitement des maladies, votre professionnel de la santé suivra les directives de la recherche scientifique actuelle afin de déterminer la quantité appropriée de chaque élément nutritif qui vous convient. Pour les personnes en santé, *l'Institute of Medicine* (un département du National Institute of Health des États Unis) a émis des valeurs de référence pour les apports en éléments nutritifs appelés apports nutritionnels de référence (ANREF). Santé Canada se sert des ANREF pour déterminer les apports adéquats d'éléments nutritifs pour des groupes de population en santé qui ne courent pas de risque élevé de maladie. Il arrive parfois que des études scientifiques publiées recommandent des dosages d'éléments nutritifs supérieurs à ceux des ANREF. Étant donné que ces informations conflictuelles peuvent semer la confusion, il est toujours essentiel d'en discuter avec votre professionnel de la santé.

Il existe quatre valeurs d'ANREF.[14] Dans ce chapitre, nous ferons référence aux trois valeurs d'ANREF suivantes relatives aux éléments nutritifs pour les yeux.

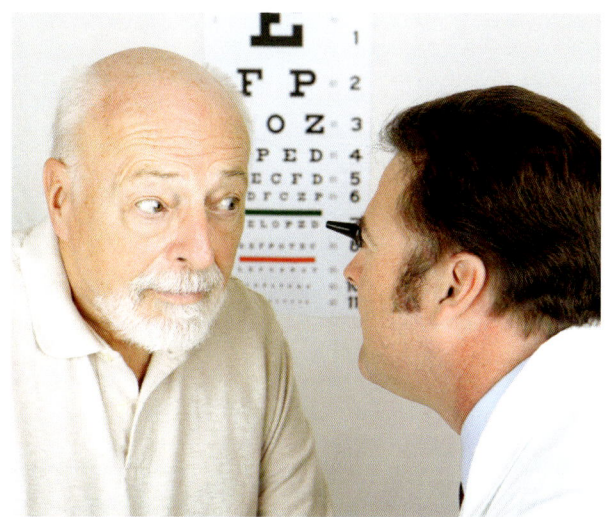

Apport nutritionnel recommandé (ANR)
Apport quotidien moyen d'éléments nutritifs qui suffit à répondre aux besoins alimentaires pour les personnes en santé. L'apport nutritionnel recommandé varie selon le groupe d'âge et le sexe.

Apport suffisant (AS) :
Moyenne estimée d'éléments nutritifs pour une population en santé. Ceci est applicable lorsqu'il n'est pas possible de déterminer le ANR.

Apport maximal tolérable (AMT) :
Le niveau le plus élevé d'apport quotidien d'un élément nutritif qui ne devrait normalement pas avoir d'effets néfastes. La limite supérieure tolérable dépend du sexe et du groupe d'âge.

Aperçu des éléments nutritifs

Élément nutritif	Description	Sources alimentaires
Lutéine et zéaxanthine	Caroténoïde	Fruits et légumes, œufs
Acides gras oméga-3	Déhydroépiandrostérone (DHA), acide eicosapentanoïque (EPA), acide alpha-linolénique (ALA)	Poissons gras, certaines huiles végétales
Vitamine C	Antioxydant	Fruits et légumes
Bêta-carotène	Caroténoïde	Fruits et légumes
Vitamine E	Antioxydant	Huiles, noix, œufs, certains fruits et légumes
Zinc	Élément minéral pur essentiel (oligo-élément essentiel)	Fruits de mer, viande, noix, grains entiers, céréales de déjeuner enrichies
Fibres	Composés végétaux	Grains entiers, fruits et légumes

Première partie   L'ABC

Antioxydants

Les antioxydants sont une classe de substances qui aident à prévenir l'oxydation. Ils comprennent les vitamines et les minéraux tels la vitamine C, la vitamine E et le sélénium, ainsi que les produits phytochimiques tels les caroténoïdes lutéine et zéaxanthine.

Qu'est-ce que l'oxydation?

L'oxydation est une réaction chimique à l'intérieur du corps qui transforme une molécule stable en un radical libre. L'exposition à certains facteurs environnementaux, y compris la lumière ultraviolette, les produits chimiques dangereux, et la pollution de l'air, provoquent la formation de radicaux libres. Le processus de vieillissement naturel, les habitudes alimentaires médiocres et le tabagisme déclenchent également leur formation. S'ils sont laissés à eux-mêmes, les radicaux libres endommagent les tissus organiques et peuvent mener à une variété de maladies chroniques et liées à l'âge telles la DMLA, le cancer et les maladies cardiovasculaires.

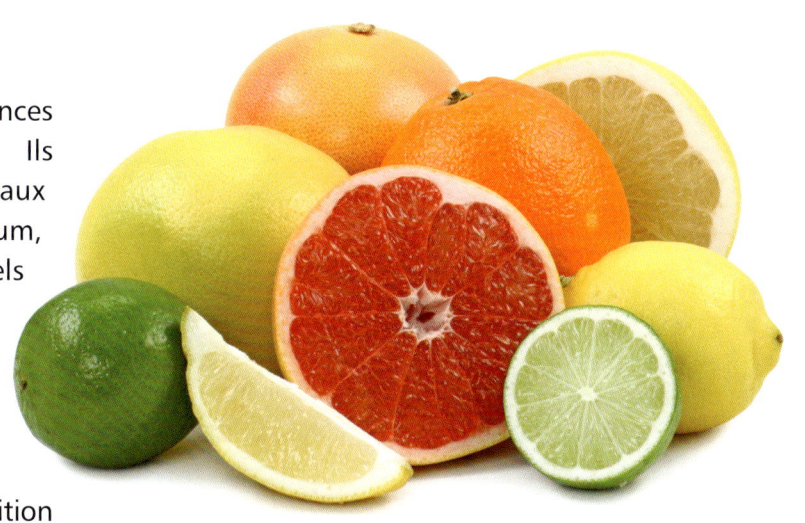

Que sont les caroténoïdes?

Les caroténoïdes sont un groupe de plus de 600 pigments d'origine naturelle. Parmi tous les caroténoïdes, les plus importants pour notre corps sont le bêta-carotène, la lutéine, la zéaxanthine, le lycopène, l'alpha-carotène et la bêta-cryptoxanthine. Les caroténoïdes donnent aux fruits et légumes leurs couleurs vives.

Les antioxydants et les maladies oculaires

Les antioxydants peuvent réduire le risque de dégénérescence maculaire liée à l'âge (DMLA) et de cataractes.[15]

Antioxydants et état général de santé

Les antioxydants sont connus pour réduire le risque de maladies cardiovasculaires, de maladies respiratoires et de cancers. Ils peuvent également améliorer la fonction immunitaire.[16]

La lutéine et la zéaxanthine

La lutéine et la zéaxanthine sont des pigments qui abondent dans la macula (la partie centrale de la rétine). Étant donné que notre corps ne peut pas produire de lutéine et de zéaxanthine, nous devons les obtenir à l'aide de notre régime alimentaire. Dans l'œil, la lutéine et la zéaxanthine absorbent la lumière bleue et la lumière ultraviolette, protégeant la macula de leurs effets néfastes. Consommer de la lutéine et de la zéaxanthine dans les aliments ou en tant que supplément augmente les caroténoïdes dans la macula.

La lutéine et la zéaxanthine sont abondantes dans les fruits et les légumes. La lutéine est présente dans les légumes à feuilles vertes et les jaunes d'œuf, et la zéaxanthine dans les poivrons orange.[17] L'ajout d'huile aux aliments à teneur élevée en lutéine augmentera considérablement l'absorption de lutéine[18] par votre corps.

Apports nutritionnels de référence (ANREF)

Apport nutritionnel recommandé (ANR) : Jusqu'à présent, aucun ANR n'a été établi. *L'Institute of Medicine* des États-Unis recommande de consommer des fruits et des légumes riches en caroténoïdes.

Apport maximal tolérable (AMT) : Jusqu'à présent, aucune limite maximale tolérable n'a été établie.

La lutéine et la zéaxanthine et les maladies oculaires

La recherche scientifique montre que la lutéine peut améliorer la fonction visuelle chez les personnes atteintes de dégénérescence maculaire liée à l'âge (DMLA). Un apport nutritionnel à teneur élevée en lutéine et en zéaxanthine a régulièrement montré une protection contre la DMLA et les cataractes. Présentement, une grande étude contrôlée randomisée (AREDS-2) étudie les effets directs de la lutéine et de la zéaxanthine sur la prévention de la DMLA.[19]

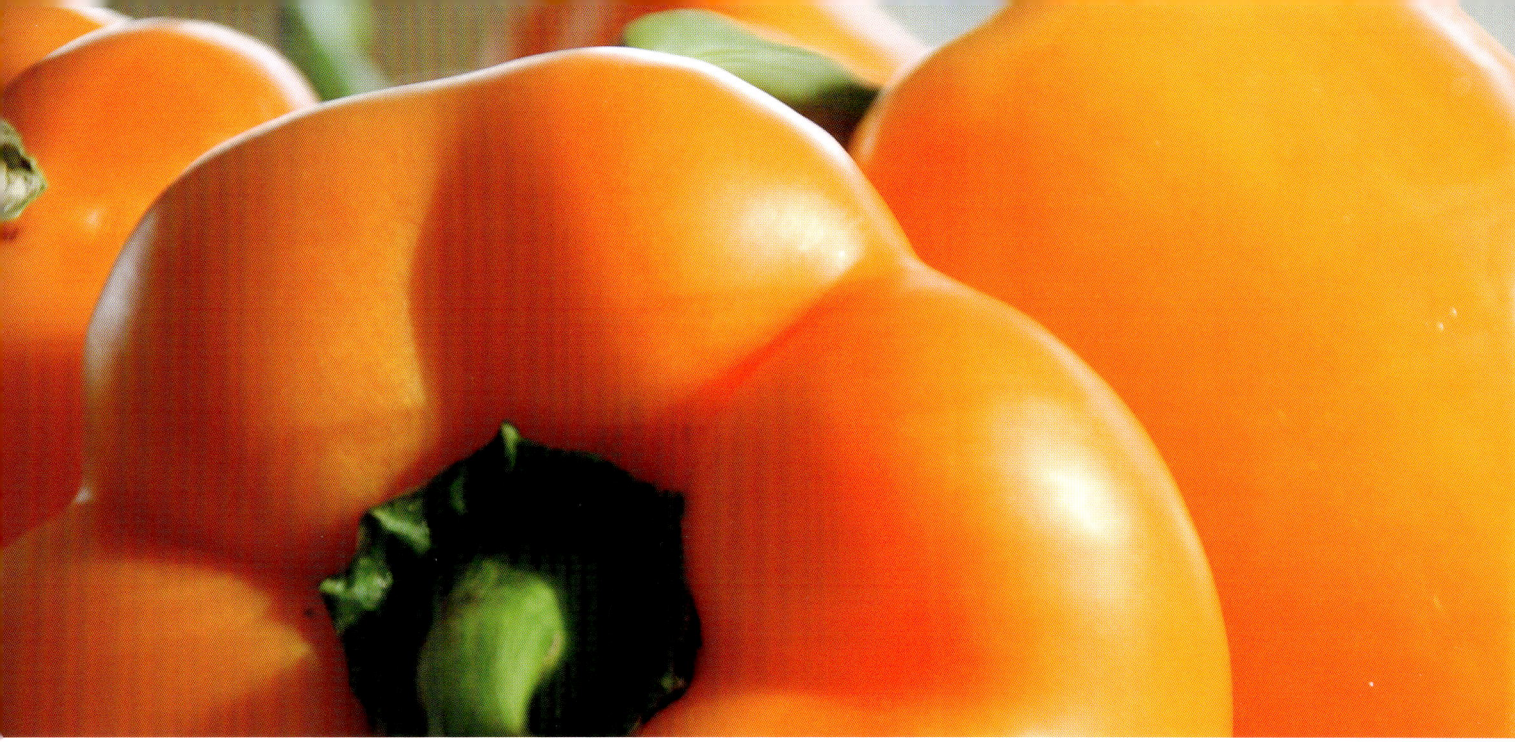

La lutéine et la zéaxanthine et l'état général de santé

La lutéine et la zéaxanthine se trouvent dans la peau et peuvent aider à maintenir une peau saine. Elles peuvent également protéger contre les maladies cardiovasculaires et le cancer du sein.[20]

Vitamine C

La vitamine C (acide ascorbique) est un antioxydant hydrosoluble présent dans les fruits et les légumes. Étant donné qu'elle ne peut être ni fabriquée ni emmagasinée par le corps, il est essentiel de consommer chaque jour des aliments à haute teneur en vitamine C.

Apports nutritionnels de référence (ANREF)

Apport nutritionnel recommandé (ANR) :
  Femmes adultes – 75 mg par jour
  Hommes adultes – 90 mg par jour

Apport maximal tolérable (AMT) :
  2 000 mg par jour

Vitamine C et les maladies oculaires :
Il a été démontré que les programmes alimentaires à forte teneur en vitamine C et autres antioxydants réduisent le risque de dégénérescence maculaire liée à l'âge (DMLA) chez les personnes âgées. La vitamine C peut également diminuer le risque de cataractes.[21]

Vitamine C et état général de santé

La vitamine C aide à maintenir un système immunitaire fort et à augmenter la capacité du corps d'absorber le fer des aliments végétaux. Elle peut réduire le risque d'accident vasculaire cérébral (AVC), de crise cardiaque et de cancer des poumons.[22]

Suppléments de vitamine C

Les suppléments effervescents de vitamine C sont généralement absorbés plus rapidement par le corps que ceux sous forme de comprimés à croquer. Étant donné que le corps ne peut emmagasiner plus de 500 mg de vitamine C à la fois, les suppléments de plus de 500 mg devraient être divisés et pris deux fois par jour.

Sachez que :

- De fortes doses de vitamine C (plus de 2 000 mg par jour) peuvent empirer les symptômes chez les personnes sujettes aux calculs rénaux.
- Prendre plus de 2 000 mg de vitamine C par jour peut causer de la diarrhée, de la nausée, des crampes abdominales, une miction excessive et des éruptions cutanées.[23]

Acides gras oméga-3

Trois importants acides gras oméga-3 sont l'acide docosahexanoïque (DHA), l'acide eicosapentanoïque (EPA) et l'acide alpha-linolénique (ALA). Le DHA et l'EPA sont présents dans les poissons gras, et l'ALA se trouve dans les noix, les graines de lin et les huiles végétales.

Le DHA et l'EPA aident à réduire l'inflammation du corps. Le corps transforme l'ALA en DHA et en EPA mais, étant donné que ce n'est pas un processus efficace, il vaut mieux consommer le DHA et l'EPA directement. Cependant, l'acide alpha-linolénique a des effets bénéfiques qui lui sont propres, et devrait être inclus dans une alimentation saine.[24]

Première partie   L'ABC

Apports nutritionnels de référence (ANREF)

Pour ALA
Apport suffisant (AS) :
> Femmes adultes – 1,1 g par jour
> Hommes adultes – 1,6 g par jour

Apport maximal tolérable (AMT) :
> Jusqu'à présent, aucun apport maximal tolérable n'a été établi.

Acides gras oméga-3 et maladies oculaires
La consommation de poisson à teneur élevée en acides gras oméga-3 peut réduire le risque de dégénérescence maculaire liée à l'âge (DMLA). Les huiles de poisson (DHA et EPA) et l'huile de graines de lin (ALA) sont thérapeutiques pour les patients présentant le syndrome de sécheresse oculaire.[25]

Acides gras oméga-3 et état général de la santé
L'American Heart Association recommande de manger des poissons gras au moins deux fois par semaine, et que les huiles et aliments à haute teneur en acide alpha-linolénique soient inclus dans l'alimentation. Il a été prouvé que l'huile de poisson réduit le risque et la gravité des maladies cardiaques, le taux élevé de cholestérol, la arthrite rhumatoïde et la démence.[26]

Acides gras oméga-6
Les acides gras oméga-6 sont des acides gras non saturés qui sont abondants dans le programme alimentaire nord américain. Ils sont présents dans les huiles végétales, les noix et les graines. Les gens devraient s'efforcer d'avoir quantités égales d'acides gras oméga-3 et oméga-6 dans leur alimentation.

Ratio des omégas-6 par rapport aux omégas 3
Les acides gras oméga-6 sont pro-inflammatoires et les acides gras oméga-3 sont anti-inflammatoires. Notre corps nécessite cette opposition, mais dans la bonne proportion. On croit que les humains ont évolué en ayant un régime alimentaire qui leur fournissait des quantités égales d'acides gras oméga-6 et oméga-3 (1 contre 1). Dans le régime alimentaire de nos ancêtres, les plantes sauvages et le gibier contenaient des quantités substantielles d'acides gras oméga-3. De nombreuses sources naturelles d'acides gras oméga-3 sont maintenant épuisées, ce qui entraîne une modification de nos ratios diététiques. Dans nos programmes alimentaires actuels, les acides gras oméga-6 sont généralement consommés davantage que les acides gras oméga-3, soit dans un ratio de 15 contre 1. Avoir une plus grande proportion d'acides gras oméga-6, signifie que le corps demeure dans un état inflammatoire. Nous avons besoin de la composante pro-inflammatoire des acides gras oméga-6 pour guérir nos blessures,

mais une fois que la phase de guérison est accomplie, nous avons besoin des effets anti-inflammatoires des acides gras oméga-3 pour revenir à un état équilibré. Étant donné que le Nord-Américain moyen consomme de nombreux acides gras oméga-6, et bien moins d'acides gras oméga-3, nous devons mettre l'accent sur des moyens d'équilibrer la proportion en augmentant notre apport d'acides gras oméga-3.[27]

Sachez que :
- Certains poissons et huiles de poisson renferment des niveaux élevés de mercure. Santé Canada recommande que les femmes enceintes (et celles qui essaient de le devenir), les mères qui allaitent et les enfants devraient éviter de manger des poissons à haute teneur en mercure (requin, espadon, thon frais, marlin) Cependant, les femmes devraient manger deux repas de poisson à faible risque par semaine.
- Ne prenez pas plus de trois grammes d'acides gras oméga-3 par jour, à moins que ce ne soit sous le contrôle d'un médecin. Dans certains cas, des niveaux élevés peuvent causer des hémorragies.[28]

Sommaire des acides gras oméga-3 (ALA, EPA et DHA)

Acides gras oméga-3	Sources alimentaires
Acide alpha-linolénique (ALA)	Graines de lin, huile de graines de lin, noix, huile de noix, huile de colza (canola), soja, germe de blé
Déhydroépiandrostérone (DHA) **Acide eicosapentanoïque (EPA)**	Poissons gras, surtout le saumon, les sardines, la truite arc-en-ciel et le maquereau

Vitamine E

La vitamine E est un antioxydant liposoluble présent dans les huiles, les noix, les œufs, certains fruits et légumes et les céréales enrichies. Des études scientifiques ont montré que la vitamine E obtenue à partir d'aliments pourrait être plus bénéfique que celle provenant des suppléments.[29]

Apports nutritionnels de référence (ANREF)

Apport nutritionnel recommandé (ANR) :
    Femmes adultes – 15 mg par jour
    Hommes adultes – 15 mg par jour

Apport maximal tolérable (AMT) :
    Femmes adultes – 1 000 mg par jour
    Hommes adultes – 1 000 mg par jour

Vitamine E et maladies oculaires
La vitamine E, en plus des autres antioxydants, peut réduire le risque de cataractes et de dégénérescence maculaire liée à l'âge (MDLA).[30]

Vitamine E et état général de santé
Il a été démontré que la vitamine E protège le corps contre le cancer et les maladies cardiovasculaires. Elle agit de concert avec la vitamine C, pour revigorer le système immunitaire.[31]

Sachez que :
- Vous devriez prendre des suppléments de vitamine E sous la supervision de votre médecin. Une étude suggère que 400 U.I. (unités internationales) ou plus de vitamine E chaque jour, augmente le risque de décès chez certaines personnes. Cependant, à des doses inférieures, à partir du régime alimentaire ou de suppléments, la vitamine E n'est pas nocive.[32]
- Étant donné que la vitamine E est abondante dans les matières grasses et les huiles, les programmes alimentaires pauvres en graisses peuvent être faibles en vitamine E.

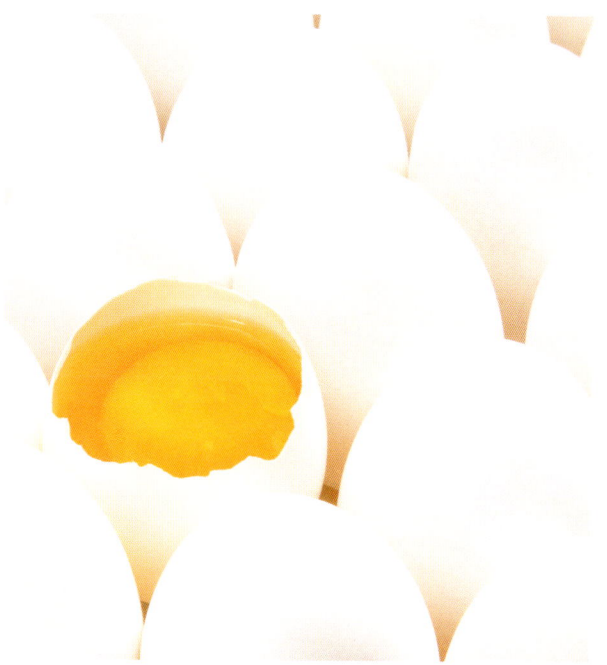

Zinc

Le zinc est un oligoélément essentiel qui existe dans chaque cellule du corps. Il est présent dans les fruits de mer, les viandes, les noix, les fèves, les grains entiers, et les céréales de petit déjeuner enrichies. Les huîtres sont la source de nourriture dont la teneur est la plus élevée en zinc. Néanmoins, les Nord Américains obtiennent la majorité de leur apport en zinc de la viande rouge et du poulet.[33]

Apports nutritionnels de référence (ANREF)

Apport nutritionnel recommandé (ANR) :
Femmes adultes – 8 mg par jour
Hommes adultes – 11 mg par jour

Apport maximal tolérable (AMT) :
Femmes adultes – 40 mg par jour
Hommes adultes – 40 mg par jour

Zinc et maladies oculaires
Il a été démontré que l'apport en zinc provenant du régime alimentaire et des suppléments protège de la dégénérescence maculaire liée à l'âge (DMLA). Les suppléments d'antioxydants à doses élevées de zinc (80 mg) sont connus pour diminuer le risque de progression de la DMLA intermédiaire à avancée de 25 %.[34]

Zinc et état général de santé
Le zinc soutient le système immunitaire et le processus de guérison et favorise la croissance et le développement normal pendant la grossesse, l'enfance et l'adolescence. Les pastilles de zinc peuvent diminuer la durée des symptômes du rhume.[35]

Sachez que :
- La toxicité attribuable au zinc survient à des doses de 150 à 450 mg par jour. Cela peut engendrer des effets néfastes sur le système immunitaire du corps, le bilan du fer et du cuivre et les niveaux de HDL (bon cholestérol). Aucun indice ne porte à croire que des effets nocifs surviennent à cause de zinc présent dans les aliments.[36]

Bêta-carotène

Le bêta-carotène est un caroténoïde que l'on trouve dans les fruits et les légumes. Le corps transforme le bêta-carotène en vitamine A.[37]

Apports nutritionnels de référence (ANREF)

Apport nutritionnel recommandé (ANR) :
Jusqu'à présent, l'ANR n'a pas été établi. Cependant, l'*Institute of Medicine* des États-Unis recommande de consommer des fruits et des légumes riches en caroténoïdes.

Apport maximal tolérable (AMT) :
Jusqu'à présent, aucun apport maximal tolérable n'a été établi.

Bêta-carotène et maladies oculaires
Le bêta-carotène peut réduire le risque de progression de la dégénérescence maculaire liée à l'âge (DMLA) avancée et des cataractes lorsqu'il est pris en association à d'autres antioxydants.[38]

Bêta-carotène et état général de santé
Des concentrations sanguines plus élevées de bêta-carotène peuvent réduire le risque de maladies chroniques.

Sachez que :
- Les personnes qui fument ne devraient pas prendre de bêta-carotène sous forme de supplément, car ceci peut augmenter le risque de cancer du poumon.[39]
- Un grand nombre de suppléments du type de l'Étude américaine AREDS sur les maladies des yeux liées au vieillissement (Age-Related Eye Disease Study – AREDS) sont disponibles sans bêta-carotène pour les personnes qui fument.

Le bêta-carotène que l'on trouve dans les aliments est généralement sécuritaire. Une consommation excessive peut provoquer un jaunissement temporaire de la peau, ce que l'on constate parfois lors de consommation excessive de jus de carottes ou lorsqu'un bébé est nourri d'une quantité importante de purée de carottes ou de patates douces. Cet état est inoffensif. Lorsque le corps a suffisamment de vitamine A, la transformation de bêta-carotène en vitamine A cesse.[40]

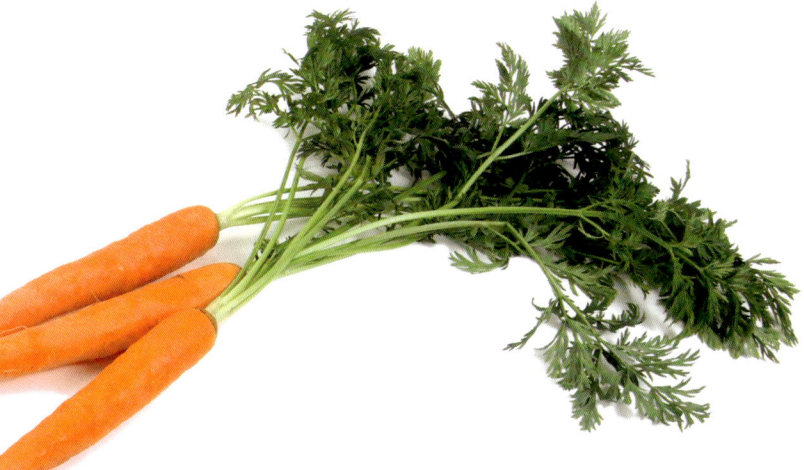

Éléments nutritifs pour les yeux   Chapitre 2

Vitamine D

La vitamine D est une vitamine liposoluble emmagasinée par le corps. Étant donné que les niveaux naturels de vitamine D dans les aliments sont assez faibles, de nombreux aliments sont enrichis de vitamine D, comme le lait et la farine. Le corps reçoit la majorité de sa vitamine D lorsque les rayons UVB (rayonnement ultraviolet B) entrent en contact avec la peau exposée, ce qui provoque une réaction chimique qui crée de la vitamine D. Moins de vitamine D est synthétisée par temps nuageux et pendant l'hiver. Le fait d'appliquer un écran solaire avec FPS de niveau huit, ou supérieur, limite également la production de vitamine D.[41]

Apports nutritionnels de référence (ANREF)

Apport suffisant :
Adultes en bas de 70 ans – 600 U.I. par jour
Personnes de 70 ans et plus – 800 U.I. par jour

Apport maximal tolérable (AMT) :
Adultes – 4 000 U.I. par jour

Vitamine D et maladies oculaires
La vitamine D peut être associée à un risque atténué de dégénérescence maculaire liée à l'âge (DMLA) précoce.[42]

Vitamine D et état général de la santé
Des niveaux insuffisants de vitamine D peuvent accroître le risque d'ostéoporose en limitant l'absorption de calcium par le corps. La vitamine D peut réduire le risque de certains cancers, de cardiopathie et du diabète de type 2.[43]

Sachez que :
- Les suppléments de vitamine D peuvent interagir avec certains médicaments dont les corticostéroïdes et les hypocholestérolémiants.[44]
- De novembre à février, dans les climats nordiques comme celui du Canada, l'exposition au soleil seule ne peut offrir une quantité suffisante de vitamine D. L'angle du soleil est tel que les rayons UVB sont restreints; ainsi, même par une journée ensoleillée, il y a peu ou pas de production de vitamine D.

Fibres

Les fibres alimentaires sont la partie des aliments végétaux que notre corps ne peut digérer. Elles existent sous deux formes : soluble et insoluble. Une alimentation riche en fibres contribue à un système digestif sain.[45]

Sources de fibres solubles
Son d'avoine, gruau, fèves, orge, agrumes et fraises

Sources de fibres insolubles
Pain de blé complet, céréales, choux, carottes et choux de Bruxelles

Apports nutritionnels de référence (ANREF)

Apport suffisant :
  Femmes adultes – 21 à 25 g par jour
  Hommes adultes – 30 à 38 g par jour

Apport maximal tolérable (AMT) : Jusqu'à présent, aucun apport maximal tolérable n'a été établi.

Fibres et maladies oculaires
Les programmes alimentaires à teneur élevée en fibres sont bénéfiques pour la santé oculaire de deux façons.

- Les régimes alimentaires dont l'indice glycémique est élevé peuvent augmenter le risque de dégénérescence maculaire liée à l'âge (DMLA) et de cataractes. Les aliments végétaux à teneur élevée en fibres tendent à avoir un indice glycémique faible et sont donc bénéfiques pour la santé oculaire.
- La Fondation des maladies du cœur recommande un régime alimentaire riche en fibres. Conserver un système cardiovasculaire sain favorise également la santé oculaire.[46]

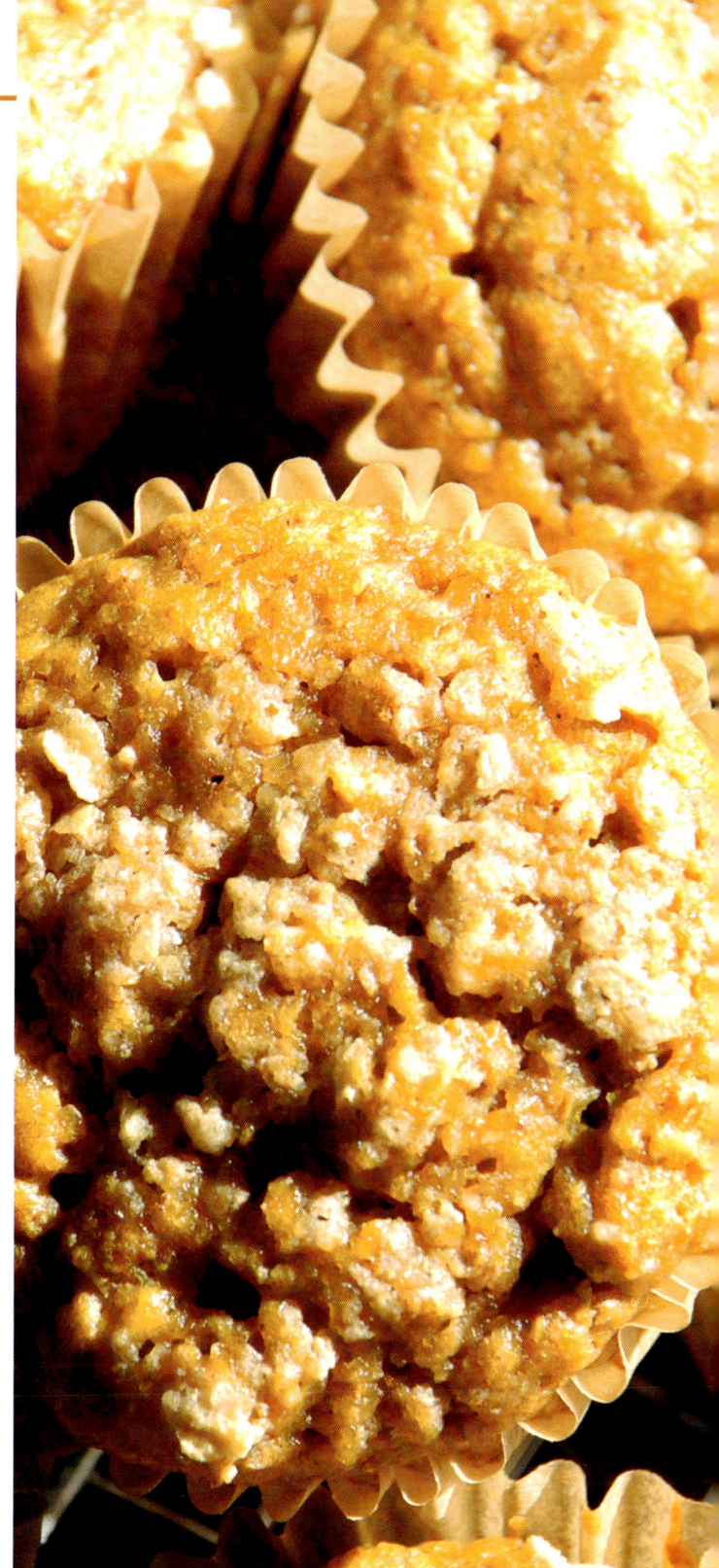

Fibres et état général de santé

Consommées dans le cadre d'une alimentation favorable pour le cœur, les fibres solubles peuvent diminuer le cholestérol sanguin. Les fibres insolubles aident à maintenir une fonction intestinale optimale.

Indice glycémique et charge glycémique

Indice glycémique

L'indice glycémique quantifie la hausse du niveau de glucose sanguin d'un aliment spécifique par rapport à un aliment simple (glucose ou pain blanc). Les chercheurs ont élaboré le concept de l'indice glycémique pour la prise en charge des maladies comme le diabète, où la tolérance au glucose du corps est perturbée. De plus, des études récentes ont montré que l'indice glycémique des aliments est également relié à d'autres maladies, notamment, les maladies cardiovasculaires, le cancer et la dégénérescence maculaire liée à l'âge (DMLA).

Les aliments dont l'indice glycémique est élevé sont le pain blanc, les aliments riches en sucre (p. ex. les produits de boulangerie), et certaines céréales pour le petit déjeuner. Les aliments dont l'indice glycémique est faible sont le pain fait de 100 % de blé entier, les grains entiers (p. ex. l'orge), les légumineuses (p. ex. les lentilles) et les patates douces.[47]

Charge glycémique

La charge glycémique est la mesure de l'indice glycémique d'un aliment particulier par rapport à sa teneur en glucides. Cette théorie suggère que de petites portions d'aliments à indice glycémique élevé auront un effet similaire sur les niveaux de glucose sanguin à de grosses portions d'aliments à faible indice glycémique.[48]

Indice glycémique et maladies oculaires

Une alimentation riche en aliments à indice glycémique élevé peut accroître le risque de cataractes et de dégénérescence maculaire liée à l'âge (DMLA). Une alimentation à indice glycémique faible favorise la santé oculaire.[49]

Indice glycémique et état général de la santé

Un programme alimentaire riche en aliments à indice glycémique élevé peut accroître le risque de diabète de type 2, de maladies cardiovasculaires et de certains types de cancer.[50]

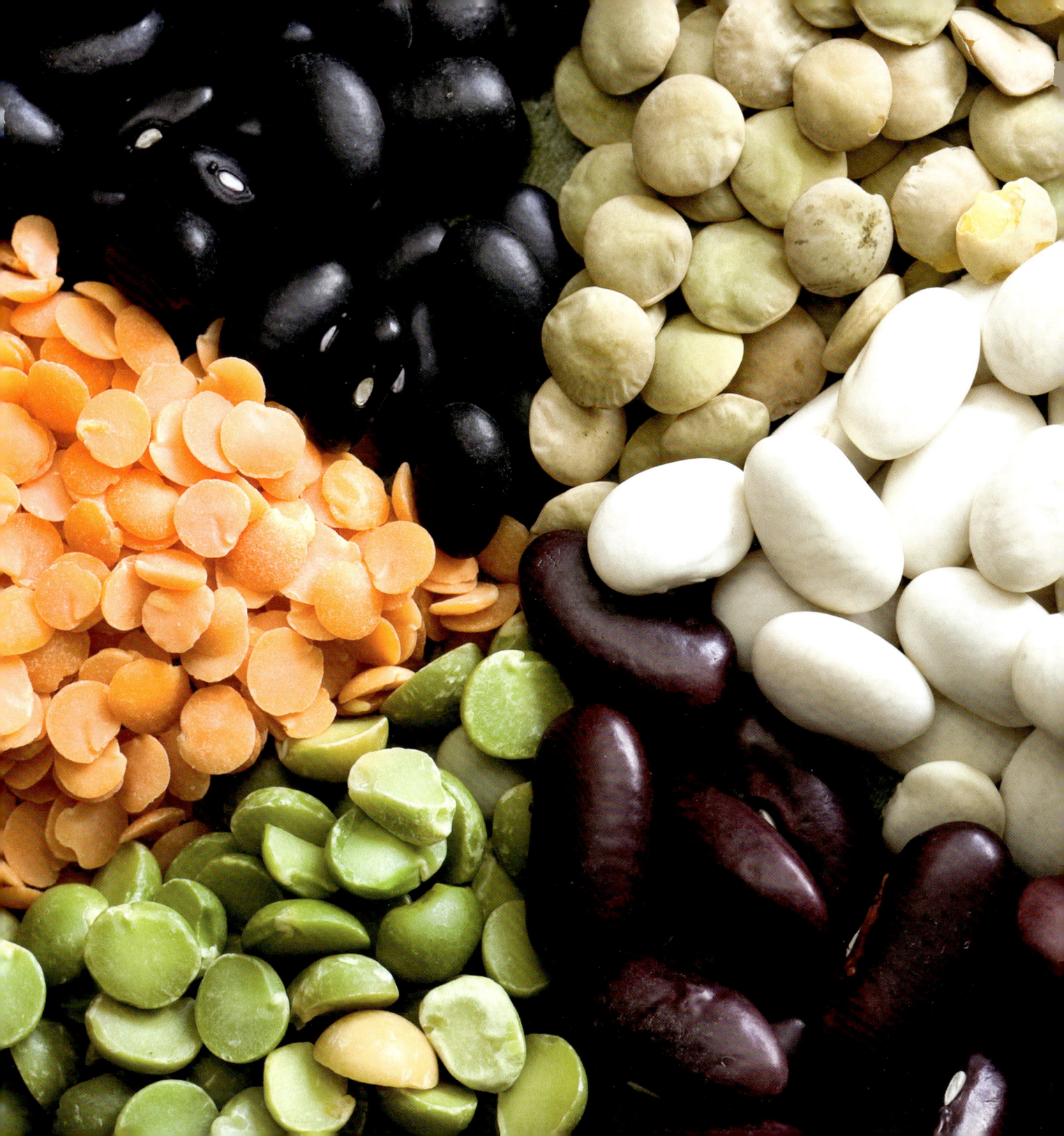

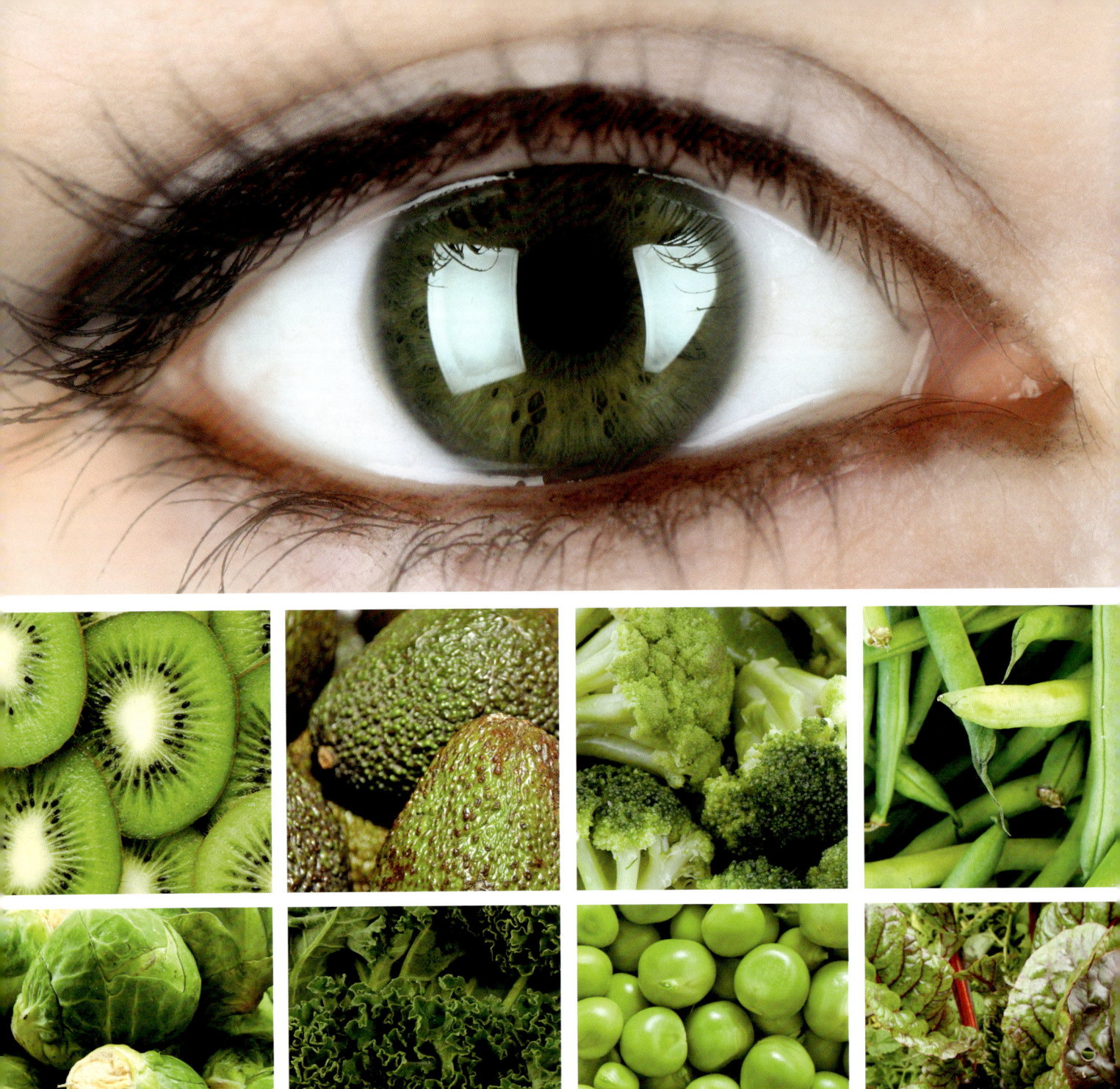

Deuxième partie
Les détails

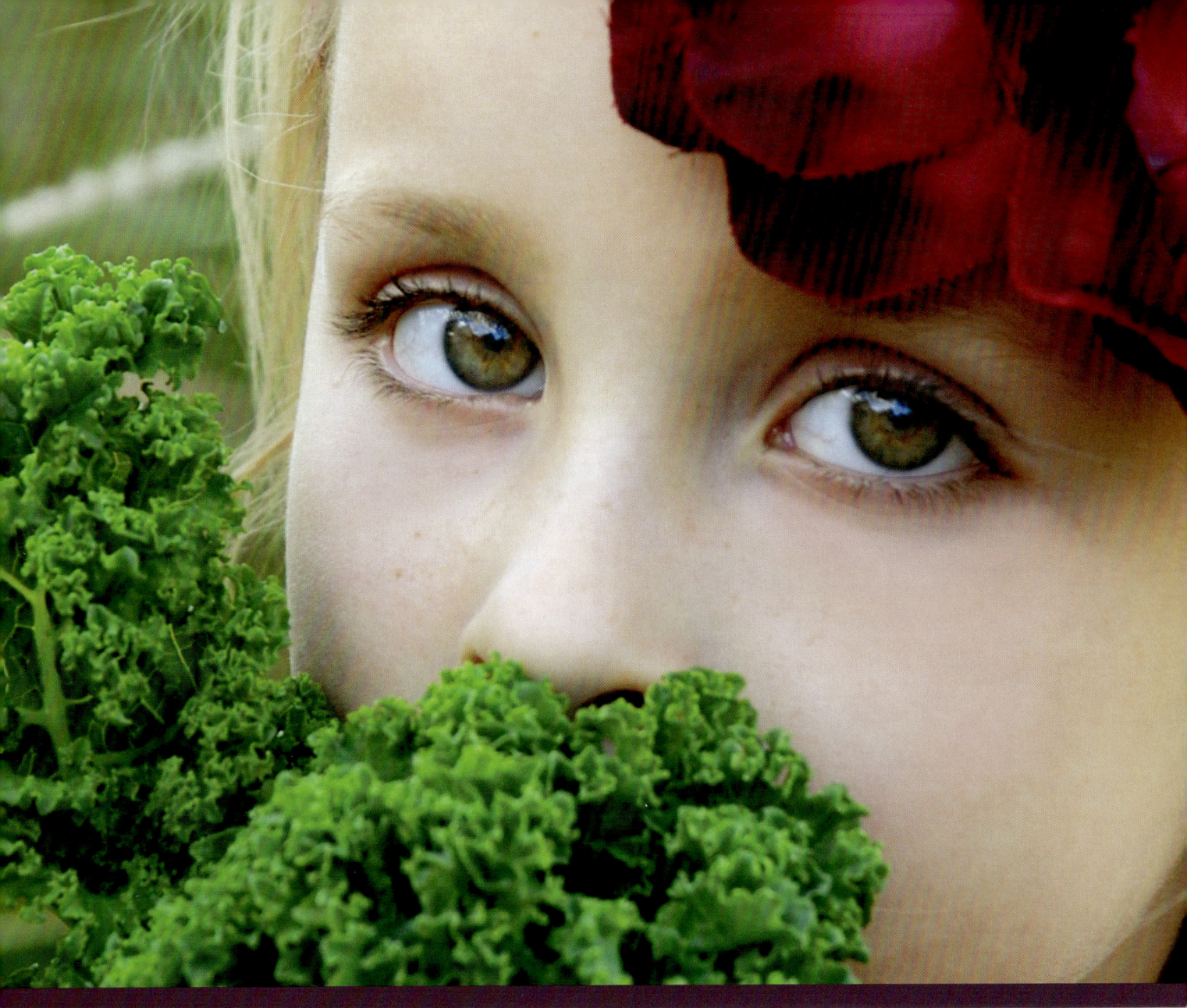

Après un examen rigoureux de centaines d'aliments entiers, nous avons déterminé ceux qui contiennent le plus d'aliments nutritifs pour les yeux : ce sont les *aliments pour les yeux*.

Chapitre 3
Aliments pour les yeux

Un programme alimentaire comportant les aliments adéquats aide à conserver la santé oculaire et à combattre les maladies des yeux. À la suite d'une recherche rigoureuse, nous avons choisi les aliments les plus favorables à la promotion de la santé des yeux. Ce sont les aliments pour les yeux, et ceux-ci abondent en éléments nutritifs bénéfiques pour la santé oculaire.

Après avoir examiné la teneur en éléments nutritifs de centaines d'aliments entiers, nous avons choisi ces *aliments pour les yeux* en fonction de la quantité et de la variété des éléments nutritifs qu'ils renferment.[51] Afin de tirer le meilleur parti des aliments pour les yeux, vous devez inclure le plus grand nombre possible de ces aliments dans votre programme alimentaire. Ceci vous aidera à conserver votre vision et à prévenir les maladies oculaires, tout en réduisant votre risque de contracter une maladie cardiovasculaire et de nombreux types de cancers.

Dans le présent chapitre, nous décrivons chaque aliment pour les yeux, ainsi que la manière dont chaque aliment favorise la santé oculaire et contribue à prévenir les maladies oculaires. Nous suggérons un objectif quantitatif hebdomadaire pour chaque aliment et vous donnons de précieux conseils sur la façon d'intégrer ces aliments dans vos repas.

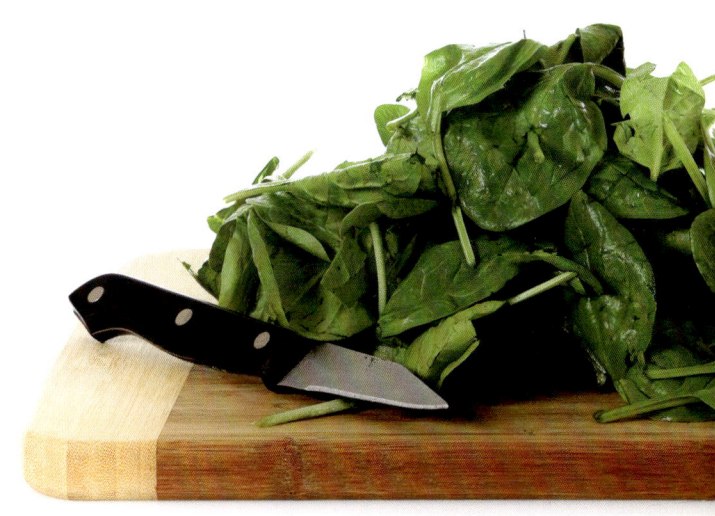

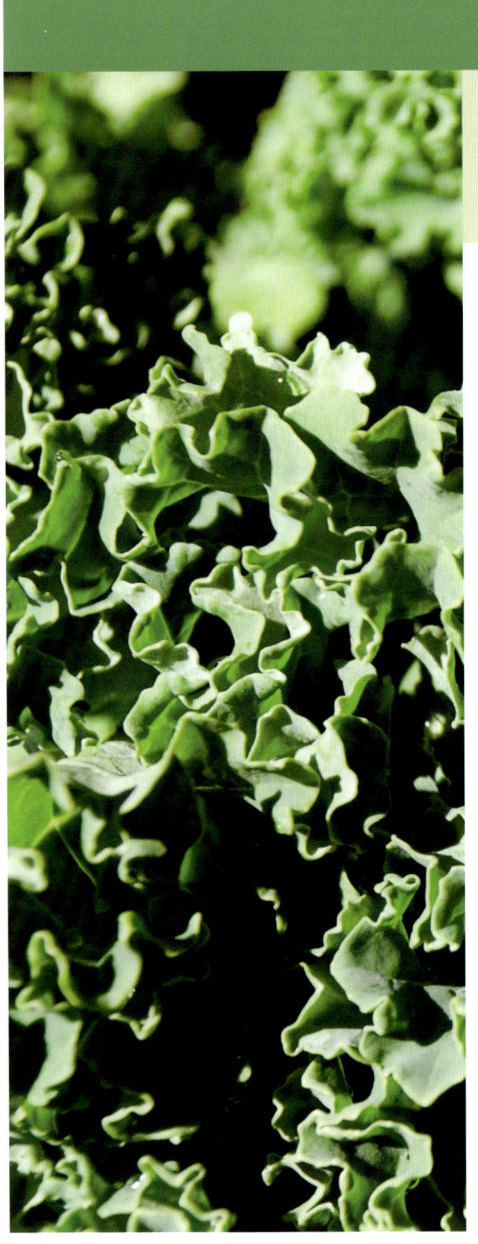

Légumes à feuilles vertes

Kale (chou vert frisé), épinards, feuilles de pissenlit, laitue romaine, radicchio (trévise, chicorée rouge), laitue frisée, roquette, bette à cardes, brocoli-rave (rapini), chou fourrager

Éléments nutritifs pour les yeux
Lutéine et zéaxanthine, bêta-carotène, vitamine E, vitamine C, zinc, fibres

Objectif hebdomadaire
Crus : 1 tasse ou une poignée 7 fois par semaine
Cuits : ½ tasse 2 fois par semaine

Aperçu
Les légumes à feuilles vertes sont les lauréats de la médaille d'or des aliments pour les yeux. En effet, ils renferment la plupart des éléments nutritifs essentiels nécessaires à la santé des yeux. Les légumes à feuilles vertes cuits et crus procurent des avantages nutritionnels différents. Lorsqu'on mange des légumes à feuilles vertes cuits, l'organisme absorbe plus de lutéine et de zéaxanthine alors que lorsqu'on les mange crus, le corps absorbe davantage de vitamine C. En plus de permettre de conserver la santé oculaire, une alimentation riche en légumes à feuilles vertes peut réduire le risque de maladies cardiovasculaires et de nombreux types de cancers.[52]

Aliments de choix pour les yeux : le kale, les épinards et les feuilles de pissenlit

Kale : Ce légume à feuilles vertes de la famille des crucifères est à la première place dans cette catégorie. Il contient trois fois la quantité de lutéine et de zéaxanthine qui se trouve dans les feuilles de pissenlit et les épinards. Une feuille moyenne de kale crue contient assez de lutéine et de zéaxanthine pour atteindre l'objectif quotidien d'aliments pour les yeux de ces éléments nutritifs. Le kale peut être savouré aussi bien cru que cuit, apprêté de la même manière que les épinards. Il constitue également un excellent substitut au chou dans des mets tels les cigares au chou.

Épinards : Les épinards et les bébé épinards prennent de plus en plus de place dans le régime alimentaire nord-américain. Depuis des années, nous connaissons bien les avantages des épinards pour la santé. Les épinards congelés devraient constituer un produit de première nécessité dans tout congélateur puisque ceci permet de l'ajouter facilement au repas du soir.

Feuilles de pissenlit : Ne vous laissez pas effrayer par son nom. C'est vraiment un bijou de légume à feuilles vertes. Largement consommé comme plat d'accompagnement cuit dans les cultures méditerranéennes, une poignée de feuilles de pissenlit crus ajoutée à une salade de laitue frisée ou romaine confère une merveilleuse texture et une saveur poivrée à chaque bouchée.

Consommez une variété de légumes à feuilles vertes : Chaque aliment de cette catégorie contient des éléments nutritifs essentiels. Essayez de goûter à toutes les diverses variétés afin de fournir à votre corps les meilleurs avantages nutritionnels.

Savourez-les aussi bien crus que cuits : Les éléments nutritifs présents dans les légumes à feuilles vertes sont accessibles à l'organisme sous diverses formes, selon l'état du légume. Par exemple, les épinards crus ont une teneur plus élevée en vitamine C que les épinards cuits, mais ces derniers ont une teneur plus élevée en lutéine et en zéaxanthine.

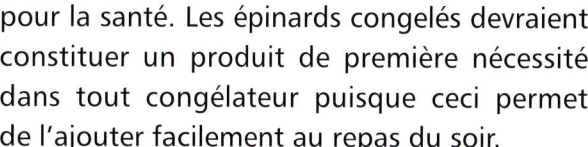

Si votre palais n'est pas habitué aux goûts et aux textures des légumes à feuilles vertes, commencez lentement. La laitue romaine et la laitue frisée devraient plaire à chacun, bien qu'il puisse falloir du temps pour savourer le goût plus intense du kale, de la chicorée rouge (trévise ou radicchio) ou de la roquette. Ajoutez une ou deux feuilles déchirées ou coupées à n'importe quelle salade. Ne soyez pas surpris si vous en venez à apprécier l'intensité de leur saveur.

Achetez des produits locaux : Au cours des mois d'été, visitez les marchés et les fermes pour savourer le goût et la fraîcheur des produits locaux. L'hiver, recherchez la radicchio locale. Jardinez : vous pouvez trouver des plants de mesclun dans la plupart des centres de jardinage. En pot dans votre jardin, voilà un moyen simple de savourer des laitues organiques fraîches.

Sachez que : Les personnes qui prennent un anticoagulant doivent surveiller leur ingestion de légumes à feuilles vertes. Les anticoagulants fonctionnent en réduisant l'activité de la vitamine K, abondante dans les légumes à feuilles vertes. Une trop grande quantité de ceux-ci dans l'alimentation peut réduire l'efficacité des médicaments anticoagulants et entraîner des complications graves.[53] Si vous prenez des anticoagulants, discutez avec votre médecin de tous changements potentiels dans votre programme alimentaire.

Idées-repas

- Préparez une délicieuse salade verte avec des feuilles de laitues variées, des agrumes et des noix.
- Faites sauter des bettes à cardes, ou tout autre légume à feuilles vertes, avec de l'huile d'olive extra vierge, de l'ail, du sel et du poivre pour obtenir un excellent mets d'accompagnement.
- Faites sauter du rapini (brocoli italien) avec de l'huile d'olive extra vierge, ajoutez des haricots blancs et assaisonnez avec du sel, du poivre et des piments broyés.
- Ajoutez des épinards congelés aux soupes ou aux omelettes.
- Grillez des feuilles de radicchio entières et versez-y un filet d'huile d'olive extra vierge.

Conseils

- Ajoutez de l'huile d'olive extra vierge, de l'huile de canola ou de l'huile de noix aux légumes à feuilles vertes cuits ou crus pour accroître l'absorption de lutéine par le corps.[54]
- Essayez d'incorporer au moins deux types de légumes à feuilles vertes dans votre programme alimentaire quotidien. Par exemple, préparez une salade pour deux personnes avec une poignée de jeunes épinards et une poignée de cœurs de romaine. La fraîcheur de ces derniers équilibrera la texture lisse des épinards.
- Chaque semaine, ayez à portée de la main une botte de n'importe quel légume à feuilles vertes pour une famille de quatre personnes.
- Pour préparer rapidement et facilement des repas, entreposez les légumes à feuilles vertes lavés, coupés et blanchis au congélateur.

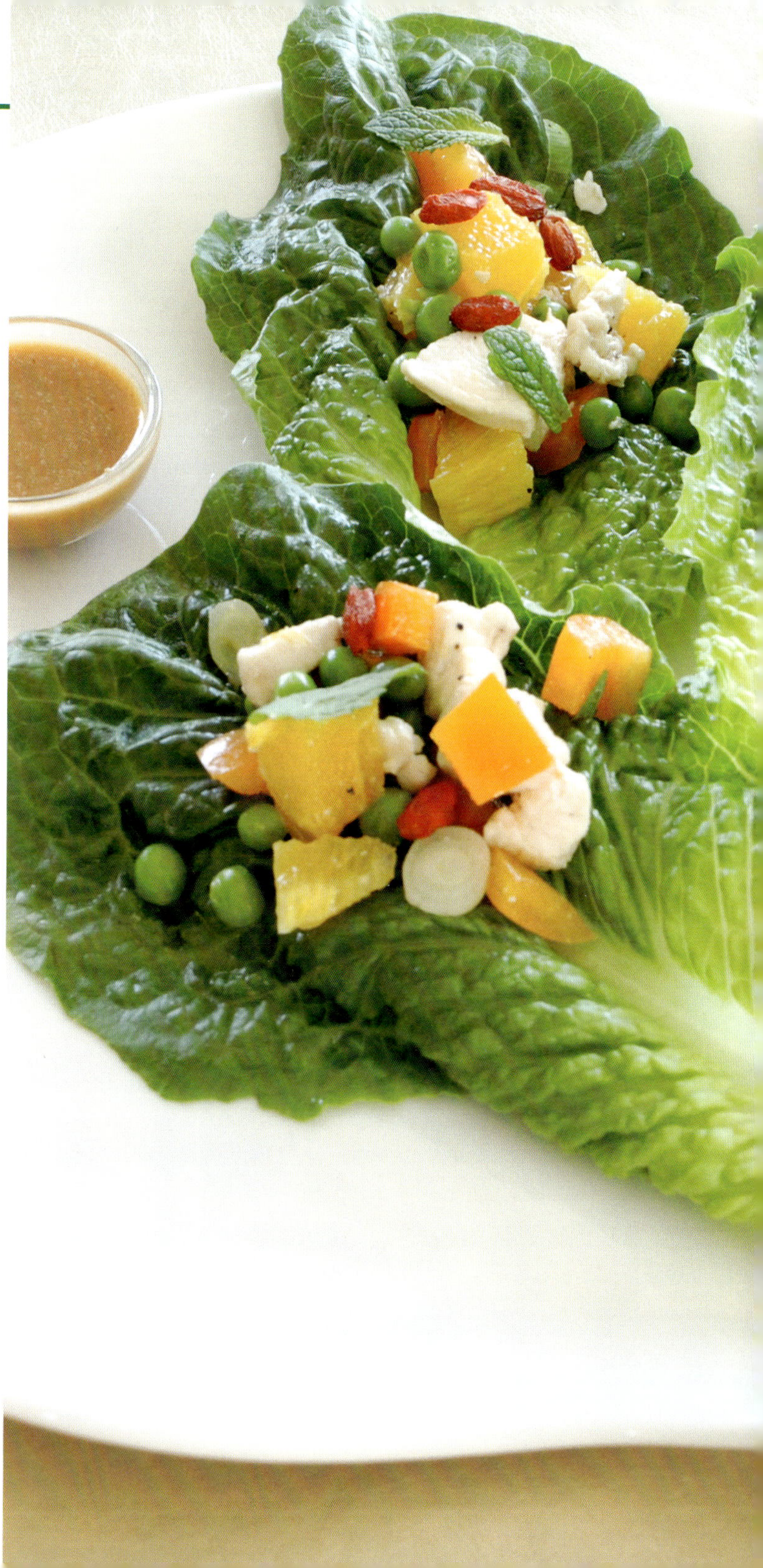

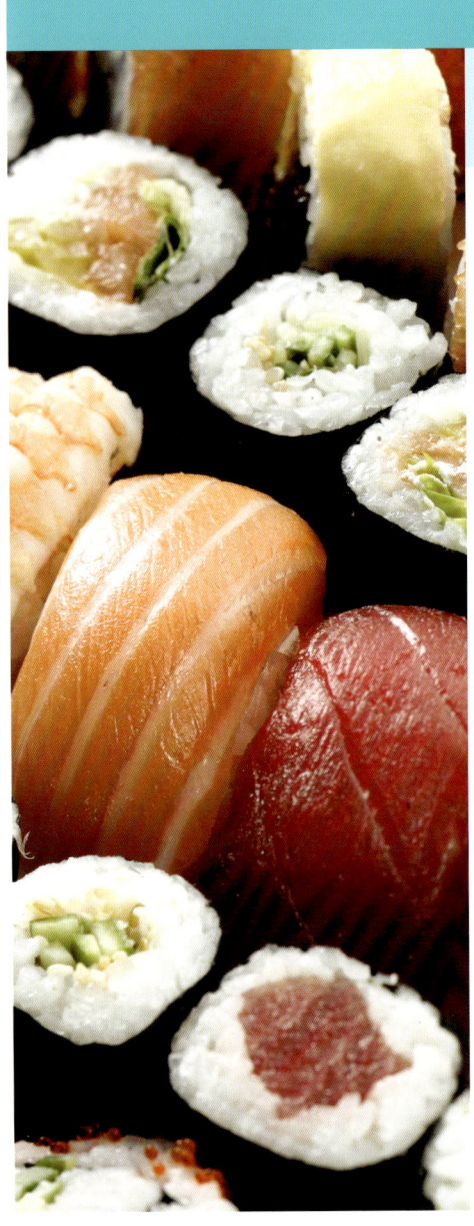

Poissons gras

Saumon sauvage, sardines, maquereau, thon, truite arc-en-ciel

Éléments nutritifs pour les yeux
Acides gras oméga-3 (DHA, EPA), vitamine E, vitamine D (dans les sardines)

Objectif hebdomadaire
Saumon sauvage : 2 portions par semaine
Autres poissons gras : 2 portions par semaine

Aperçu
Les scientifiques ont découvert que la consommation de poissons gras a des effets protecteurs contre la dégénérescence maculaire liée à l'âge (DMLA), les cataractes et le syndrome de sécheresse oculaire. Les acides gras oméga-3 qui se trouvent dans le poisson peuvent également réduire le risque de certaines maladies chroniques telles les maladies cardiovasculaires et le cancer. Les bienfaits du poisson pour la santé font de cet aliment un ajout important à l'alimentation de chacun. Cependant, tous les poissons ne sont pas égaux. La plupart des poissons constituent une excellente source de protéines faibles en gras, mais pour les avantages que procurent les acides gras oméga-3, certains poissons représentent un meilleur choix que d'autres. Le saumon sauvage est l'un des meilleurs aliments pour les yeux puisqu'il possède une grande quantité d'acides gras oméga-3. Parmi les autres bonnes sources de ces acides gras oméga-3, on note les sardines, le maquereau, le thon et la truite arc-en-ciel.

Le poisson abonde dans les cuisines méditerranéenne et asiatique et offre des avantages importants pour le système cardiovasculaire et le cerveau. Les cultures dans lesquelles les gens ont une espérance de vie élevée et des taux de maladies chroniques plus faibles incluent souvent le poisson comme produit alimentaire de base.[55]

Aliments de choix pour les yeux : saumon sauvage, sardines et thon

Saumon sauvage : Le saumon sauvage possède une texture et un goût merveilleusement riches. Sa couleur rose foncé et son goût corsé le distinguent du saumon d'élevage. Le saumon sauvage est un meilleur choix que le saumon d'élevage, car son niveau de mercure est plus faible et sa teneur en acides gras oméga-3 est plus élevée.

Frais ou congelé ? Les deux sont de bons choix. Vous pouvez trouver du poisson frais en saison dans la plupart des comptoirs de poissons des supermarchés. Il est toujours utile de demander quand le poisson est arrivé pour s'assurer de sa fraîcheur. Plus le poisson est frais, meilleur seront son goût et ses bienfaits pour la santé. Pendant la saison morte, ou par souci de commodité, le saumon sauvage congelé est également un excellent choix, puisque les effets bénéfiques pour la santé du poisson frais et du poisson congelé sont les mêmes.

Sardines : Comme choix de poisson, la sardine est un des meilleurs. Certains disent qu'elle est un des aliments les plus santé qui soient. Avec sa forte teneur en acides gras oméga-3 et en vitamine E, elle contient plus de vitamine D que presque tout autre aliment. De plus, elle est bon marché et facilement disponible dans presque tous les supermarchés. Les sardines figurent au menu des meilleurs restaurants, car leur image va de simple produit de base à celui de gourmet. Dans les pays méditerranéens, il est courant de trouver des sardines fraîches, alors qu'en Amérique du Nord, elles sont généralement en conserve. Les sardines peuvent parfois se trouver dans la section des produits congelés du supermarché. Essayez de les faire griller sans préalablement les décongeler.

Aliments pour les yeux   Chapitre 3

Thon : Le thon en conserve constitue un produit de base dans presque tous les garde-manger d'Amérique du Nord. C'est une façon pratique d'ajouter du poisson à un mode de vie occupé. Malheureusement, il existe des craintes quant à la teneur en mercure du thon en conserve. Santé Canada recommande de choisir le thon pâle plutôt que le thon blanc en raison de sa teneur moindre en mercure.[56]

Combien de thon pâle en conserve devrais-je consommer? Santé Canada n'offre aucun conseil précis sur la consommation de thon pâle en conserve en raison de sa teneur relativement faible en mercure.

Combien de thon blanc devrais-je consommer? En 2007, Santé Canada a publié des directives sur la consommation de thon blanc en conserve. Les femmes enceintes, celles qui peuvent le devenir ou celles qui allaitent ne devraient pas consommer plus de quatre portions (75 g ou ½ tasse) par semaine. Les enfants âgés d'un à quatre ans ne devraient pas manger plus d'une portion par semaine, et ceux de cinq à 11 ans ne devraient pas consommer plus de deux portions par semaine.

Sachez que : Certains poissons et certaines huiles de poisson ont une teneur élevée en mercure. Santé Canada recommande aux femmes enceintes ou à celles qui peuvent le devenir, ainsi qu'à celles qui allaitent, de limiter leur ingestion de thon (frais ou congelé), de requin, d'espadon, de marlin, d'hoplostète orange et d'escolier à un maximum de 150 g par mois.[57]

Le Blue Ocean Institute (www.blueocean.org) et le Monterey Bay Aquarium Seafood Watch (www.seafoodwatch.org) fournissent des recommandations tenues à jour sur le poisson sécuritaire à manger et exploité de façon durable.

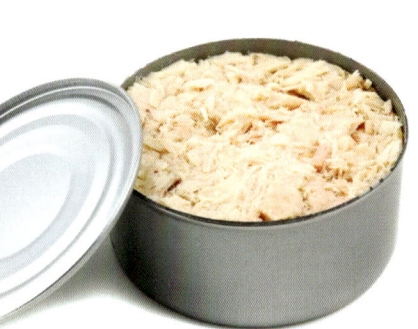

> **Le Guide alimentaire canadien recommande :**
> - Consommez au moins deux portions (de 75 g chacune) de poisson chaque semaine.
> - Choisissez du poisson à teneur élevée en acides gras oméga-3 tels le saumon, le hareng, les sardines, l'omble, le maquereau de l'Atlantique et la truite arc-en-ciel. Ces poissons ont tendance à avoir une faible teneur en mercure.

Deuxième partie   Les détails

🍽️ Idées-repas

- Badigeonnez des filets de saumon sauvage avec de l'huile d'olive, assaisonnez de sel de mer et de poivre noir et faites cuire au four à 175 °C (375 °F) pendant 15 à 20 minutes. Servez avec des légumes à feuilles vertes sautés ou cuits à la vapeur.
- Faites une salade à teneur élevée en protéines avec une boîte de conserve de sardines désossées, des poivrons orange et des tomates séchées au soleil.
- Faites d'un poivron orange cru un bol comestible : coupez en deux et évidez. Remplissez de salade de thon.
- Étendez une truite arc-en-ciel sur un lit de citrons, d'oignons et de persil tranchés minces dans une feuille d'aluminium. Assaisonnez avec de l'huile d'olive extra vierge, du sel de mer et du poivre et faites griller pendant 15 à 20 minutes, à feu moyen.

💡 Conseils

- Achetez un filet et demi de saumon sauvage par membre de la famille par semaine. Faites cuire au four en une seule fois pour le dîner et faites une salade de saumon avec les restes pour savourer le lendemain.
- Faites l'effort de prendre goût aux sardines et aux maquereaux en les essayant de temps à autre. Bientôt, vous en redemanderez!
- Ayez une variété de sardines et de maquereaux en conserve à portée de main pour un déjeuner facile. Vous pouvez obtenir des sardines et du maquereau dépouillés dans diverses sauces. Essayez le maquereau à la moutarde pour préparer rapidement un sandwich délicieux.
- Si vous trouvez difficile de préparer du poisson à la maison, commandez du poisson grillé ou cuit au four lorsque vous dînez au restaurant.

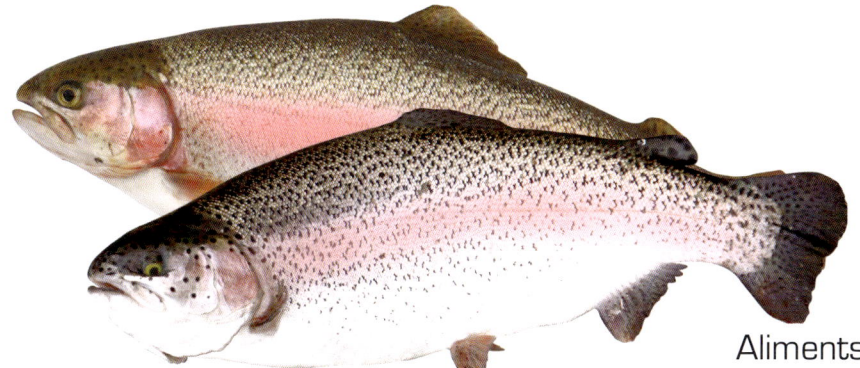

Aliments pour les yeux   Chapitre 3

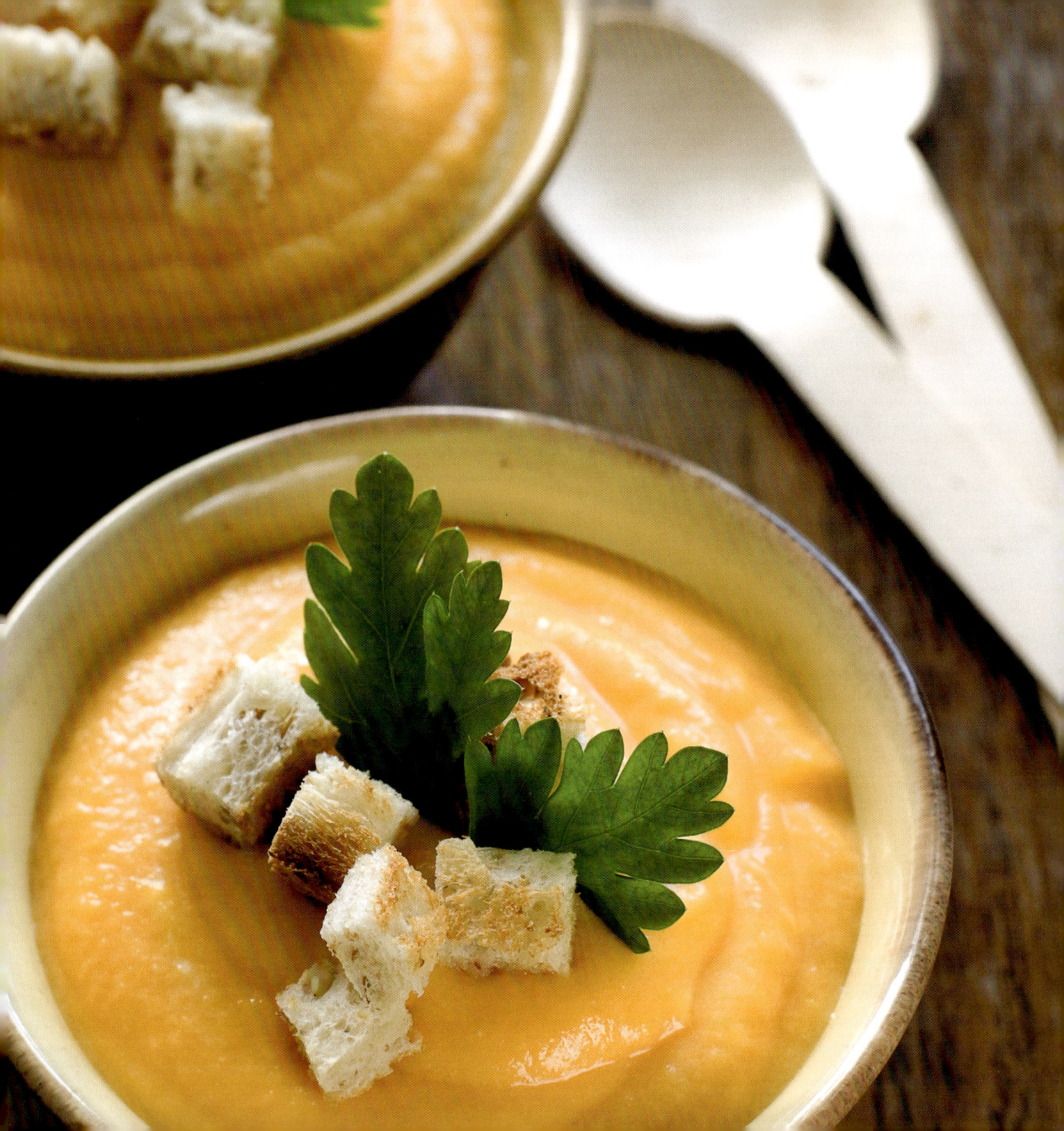

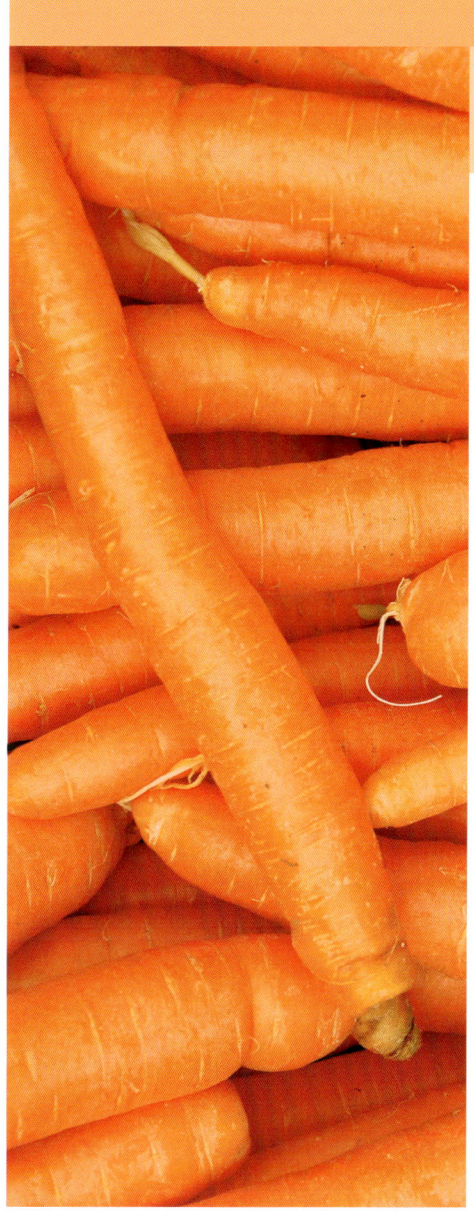

Légumes orange

Patate douce, purée de citrouille en conserve, courge musquée et carottes

Éléments nutritifs pour les yeux
Bêta-carotène, vitamine E, zinc, fibres, lutéine et zéaxanthine, vitamine C

Objectif hebdomadaire
Cuites : ½ tasse, trois fois par semaine
Carottes crues : ½ tasse, trois fois par semaine

Aperçu
Les légumes orange sont les légumes vedettes des aliments pour les yeux contenant du bêta-carotène. Ces bijoux aux couleurs vives procurent une quantité en bêta-carotène supérieure à tout autre groupe d'aliments, en même temps que d'importantes quantités de la plupart des autres éléments nutritifs pour les yeux. En plus de prévenir les maladies oculaires, les antioxydants contenus dans ces aliments contribuent à protéger le corps des maladies provoquées par les dommages oxydatifs tels les maladies cardiovasculaires et le cancer.[58] La recherche montre que les suppléments de bêta-carotène peuvent augmenter le risque de cancer du poumon chez les personnes qui fument; ainsi, de nombreuses vitamines du type de l'étude AREDS ne contiennent pas cet élément nutritif important. Comme le bêta-carotène provenant des aliment n'est pas considéré néfaste, une alimentation saine pour les yeux devrait comprendre de nombreux aliments riches en bêta-carotène.

Aliment de choix pour les yeux : la patate douce

Patate douce : Les patates douces sont en tête de liste des légumes orange, car elles sont la meilleure source alimentaire de bêta-carotène. Elles renferment également une grande quantité de fibres. Elles sont disponibles tout au long de l'année dans les supermarchés, et on les trouve dès la fin de l'été et au début de l'automne dans les marchés locaux.

Mangez une variété de légumes orange : Le fait de manger une diversité de légumes orange vous assure de tirer profit des divers avantages nutritionnels de ces derniers. Il existe plusieurs types de courges d'hiver. La courge musquée, la courge Buttercup, la courge poivrée, la courge spaghetti constituent tous un excellent choix. La purée de citrouille en conserve est un produit de base pratique et santé à conserver dans tout garde-manger. Veillez à acheter des conserves ne contenant que de la purée de citrouille, et non un mélange de tarte à la citrouille, auquel du sucre a été ajouté. Bien évidemment, il ne faut pas oublier de manger des carottes. Peut-être l'aliment pour les yeux le plus connu traditionnellement, les carottes sont bon marché, polyvalentes et constituent une excellente collation. Par ailleurs, boire du jus de carottes est un excellent moyen d'ingérer une grande quantité de bêta carotène.

Sachez que : Une trop grande consommation de jus de carottes peut donner à votre peau un teint orange; cet effet est inoffensif et temporaire.

Achetez des produits locaux : Les patates douces, les carottes, les courges musquées et d'autres courges d'hiver sont abondantes à la fin de l'été et à l'automne dans les marchés locaux. Ces légumes-racines se conservent pendant des semaines dans un endroit frais et sec.

> **Le Guide alimentaire canadien recommande :**
> - Mangez chaque jour au moins un légume orange.
> - Les adultes doivent manger de sept à dix portions de légumes et de fruits par jour.

 ## Conseils

- Mangez au moins deux légumes orange différents à chaque semaine.
- Gardez des carottes dans le réfrigérateur; vous en aurez ainsi toujours sous la main lorsque vous aurez envie d'une collation rapide.
- Essayez de manger la peau des patates douces, car elle regorge de fibres et d'éléments nutritifs essentiels.
- Conservez de la courge musquée au congélateur; elle constituera un plat

Deuxième partie   Les détails

d'accompagnement rapide pour la dinde ou le poisson.
- Gardez de la purée de citrouille en conserve en permanence dans votre garde-manger, et ajoutez-en aux soupes, aux ragoûts et aux muffins.
- Confectionnez de délicieuses soupes d'automne grâce à toutes les grandes vedettes que sont les légumes orange. Garnissez-les de noix concassées et dégustez.
- Élaborez un magnifique centre de table pour votre îlot ou table de cuisine, composé d'une variété de courges d'hiver. Elles sont ainsi prêtes à rôtir et à savourer.

Idées-repas

- Savourez des carottes miniatures comme collation avec de l'hummus ou une trempette de haricots blancs.
- Les patates douces remplacent à merveille les pommes de terre. Savourez-les cuites au four, rôties ou pilées, avec un soupçon d'huile d'olive extra vierge et une pincée de sel et de poivre.
- Coupez une courge musquée en deux, faites-la rôtir et ajoutez-y un filet de sirop d'érable.

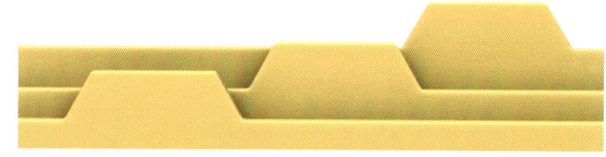

RECETTE SIMPLE ET RAPIDE
Frites de carottes

4 carottes pelées et tranchées en bâtonnets comme des frites
2 cuillerées à soupe d'huile d'olive ou de canola
1 cuillerée à soupe d'assaisonnement au chili ou de paprika
Sel et poivre

Mélangez les bâtonnets de carottes avec l'huile et les épices. Faites-les cuire au four à 200 °C (400 °F) pendant 20 à 25 minutes, ou jusqu'à ce qu'elles soient complètement cuites, mais légèrement croquantes.

Servez comme plat d'accompagnement ou avec une trempette au miel et à la moutarde pour une collation savoureuse.

Donne 2 à 3 portions.

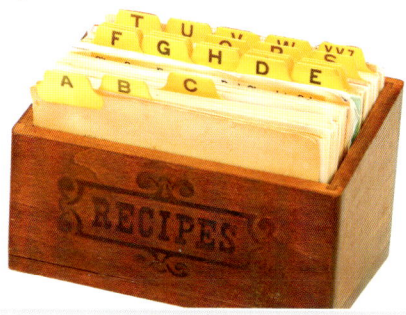

Aliments pour les yeux   Chapitre 3

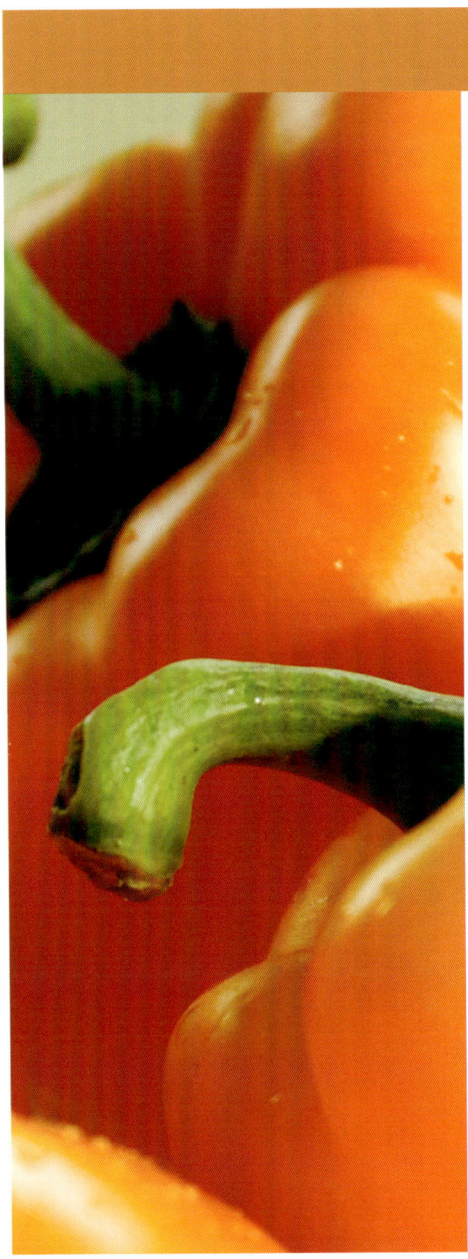

Poivrons orange

Éléments nutritifs pour les yeux
Zéaxanthine et lutéine, vitamine C, vitamine E et bêta-carotène[59]

Cible hebdomadaire
½ poivron, 4 fois par semaine

Aperçu
Parmi tous les poivrons, les poivrons orange sont ceux qui possèdent la plus grande quantité d'éléments nutritifs pour les yeux. Ils constituent une source élevée de zéaxanthine, pigment maculaire qui agit comme partenaire de la lutéine. Comme nous le savons maintenant, la lutéine et la zéaxanthine peuvent réduire le risque de dégénérescence maculaire liée à l'âge (DMLA) et de cataractes. De plus, la moitié d'un gros poivron orange contient à elle seule près de 50 pour cent de l'objectif quotidien de vitamine C du programme d'aliments pour les yeux. Les poivrons orange sont notre source numéro un de cet élément nutritif essentiel. Les poivrons orange, avec leur teneur plus élevée en vitamine E que les autres légumes, constituent une excellente source hypocalorique de la vitamine, que l'on obtient plus couramment à partir de matières grasses et d'huile.

Ne vous laissez pas tromper par leur couleur. Bien qu'ils puissent sembler appartenir à la catégorie d'aliments pour les yeux des légumes orange, les poivrons orange sont dans une classe à part. Ils contiennent en fait seulement de faibles quantités de bêta-carotène. Leur pouvoir nutritif vient plutôt de leur teneur élevée en zéaxanthine et en lutéine, en vitamine C et en vitamine E.

Mangez des poivrons orange en plus de vos autres légumes orange.

Qu'en est-il des poivrons verts, rouges et jaunes?

Les poivrons orange contiennent exactement le mélange adéquat d'éléments nutritifs pour constituer par eux-mêmes un aliment pour les yeux. Malgré tout, les poivrons jaunes, rouges et verts contiennent également des quantités élevées de vitamine C. Nous recommandons également de manger des poivrons de toutes les couleurs, mais lorsque vous en achetez, remplissez votre chariot avec plus de poivrons orange afin d'obtenir le plus grand nombre possible d'éléments nutritifs pour les yeux.

Idées-repas

- Savourez des languettes de poivrons orange comme collation ou dans une assiette de crudités.
- Ajoutez des poivrons orange coupés en morceaux à une salade d'épinards ou de haricots.
- Coupez des poivrons orange en deux ou en quatre pour confectionner un poivron en forme de barque. Remplissez-le de salade aux œufs, au thon ou à la dinde pour un déjeuner sain.
- Faites sauter des poivrons orange, rouges et jaunes avec une poitrine de dinde sans peau et désossée comme garniture pour une pita ou une tortilla de blé entier.

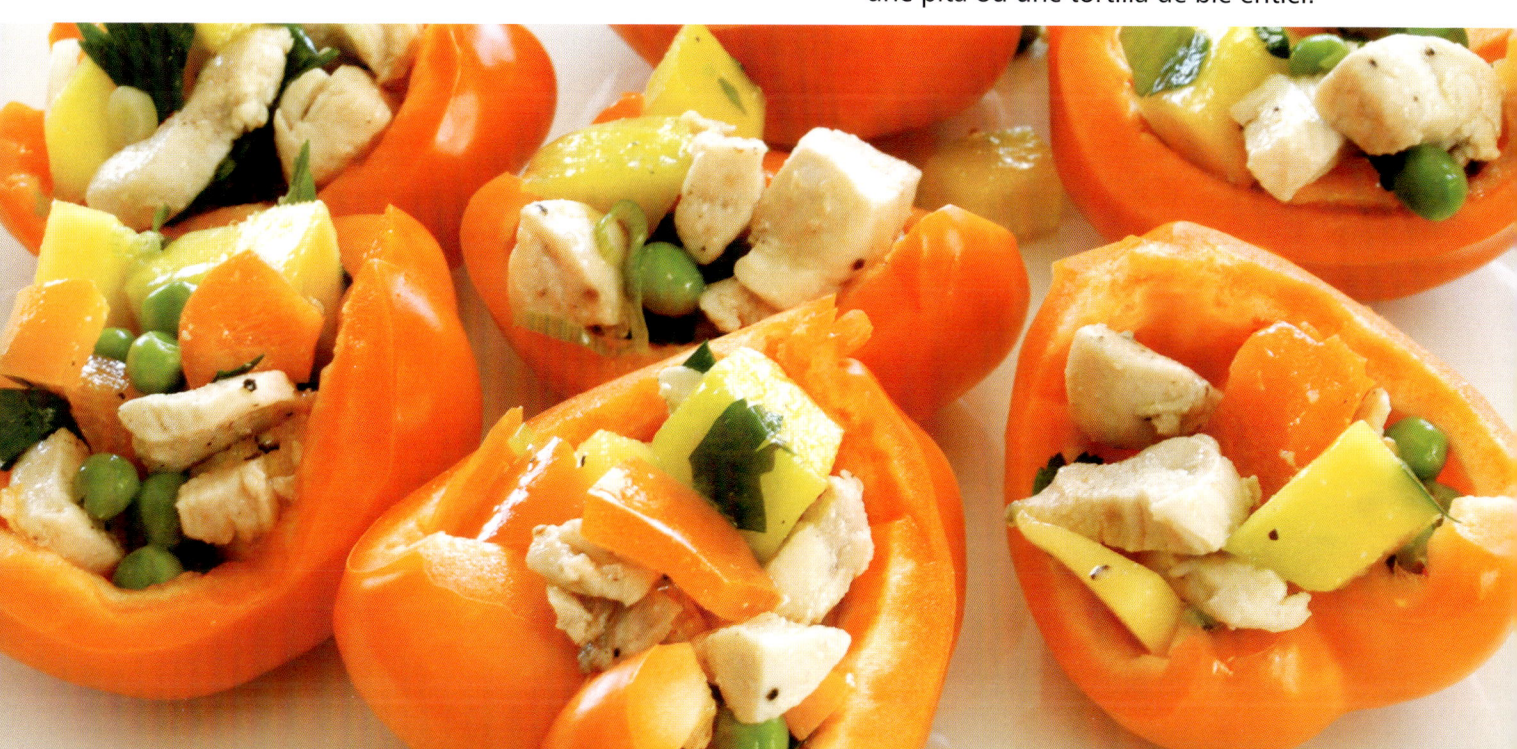

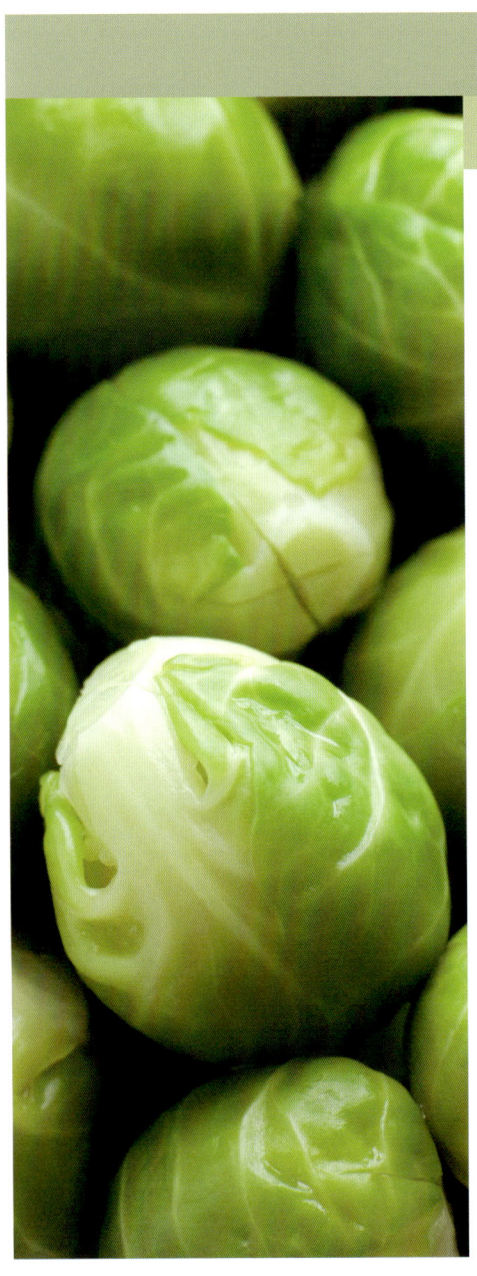

Légumes verts

Choux de Bruxelles, brocoli, pois verts, haricots verts

Éléments nutritifs pour les yeux
Lutéine et zéaxanthine, vitamine C, vitamine E, bêta-carotène et fibres

Cible hebdomadaire
Crus ou cuits : ½ tasse, 7 fois par semaine

Aperçu
Chacun des légumes verts faisant partie des aliments pour les yeux a une teneur élevée en lutéine, en zéaxanthine, en vitamine C et en fibres. Le brocoli cru est particulièrement riche en vitamine C, bien que la cuisson du brocoli réduise la quantité de vitamine C accessible à l'organisme. Par conséquent, il est important de consommer du brocoli cru en plus de le consommer cuit.

Vous pouvez trouver des choux de Bruxelles, du brocoli et des haricots verts frais tout au long de l'année au supermarché, et cultivés localement à la fin de l'été et au début de l'automne. Pendant l'hiver, optez souvent pour des légumes congelés plutôt que pour des légumes frais. Étant donné que les légumes frais doivent parcourir de longues distances pour arriver à votre supermarché, leur teneur en éléments nutritifs aura donc diminué. Les entreprises de transformation des produits alimentaires congèlent les fruits et les légumes immédiatement après la récolte lorsque les quantités d'éléments nutritifs sont à leur sommet, de sorte que les légumes congelés conservent la majorité de leurs éléments nutritifs. Si vous utilisez des légumes en conserve, choisissez, dans la mesure du possible, ceux sans sel ajouté.

> **Le Guide alimentaire canadien recommande :**
> - Mangez au moins un légume vert par jour.
> - Les adultes devraient consommer de sept à 10 portions de fruits et de légumes par jour.

 ## Conseils

- Achetez au moins deux types de légumes verts différents par semaine, assez pour deux repas chacun.
- Faites cuire doucement à la vapeur assez de haricots verts pour deux repas. Dégustez la moitié des haricots à un repas et utilisez le reste en salade ou comme collation au cours des prochains jours.
- Ayez des pois congelés sous la main pour un à-côté nutritif de dernière minute.
- Dégelez les pois congelés pendant 20 minutes et ajoutez-les à une salade verte.
- Surprenez vos enfants avec des poignées de petits pois à moitié dégelés avant le dîner.

Idées-repas

- Savourez le brocoli cru avec une trempette aux haricots blancs ou de l'hummus.
- Faites une salade colorée avec du brocoli cru, des abricots séchés et des noix.
- Cuire des choux de Bruxelles ou des haricots verts à la vapeur et servir agrémenté d'un peu de sel de mer et d'un filet d'huile de noix ou d'huile d'olive extra vierge.
- Faites un sauté avec du brocoli et du bœuf maigre. Ajoutez de la sauce soja à faible teneur en sel, de l'ail et du poivre. Servez sur de l'orge ou du riz brun.

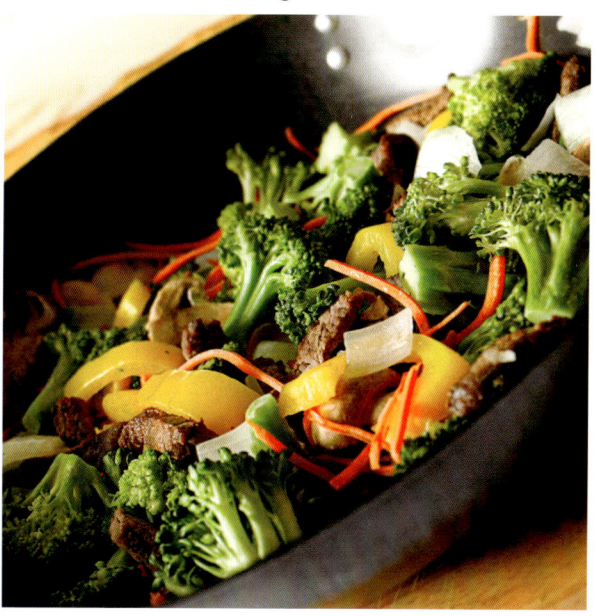

Aliments pour les yeux   Chapitre 3

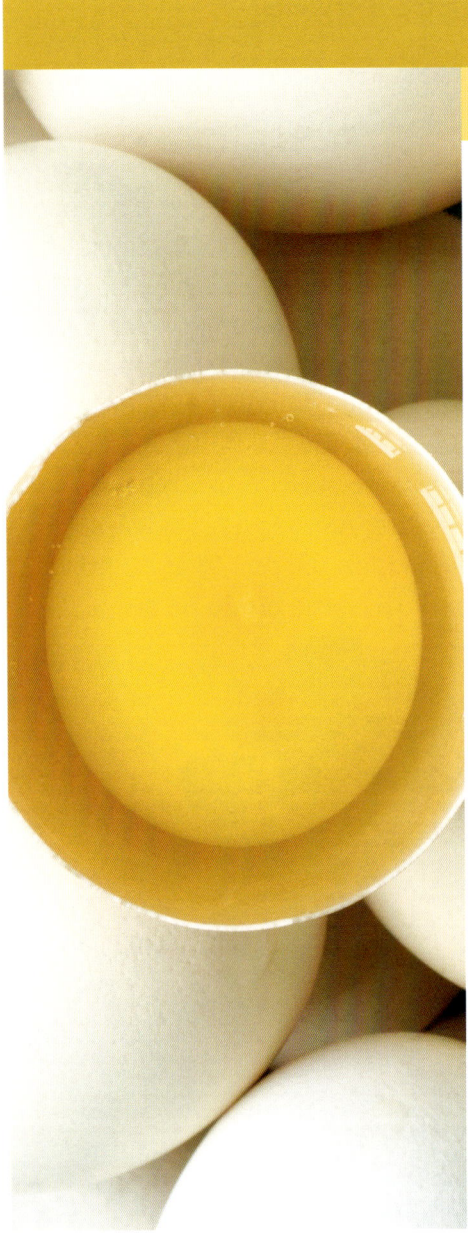

Œufs

Les œufs sont riches en acides gras oméga-3

Éléments nutritifs pour les yeux
Vitamine E, lutéine et zéaxanthine, acide gras oméga-3 et zinc

Cible hebdomadaire
2 œufs, deux fois par semaine

Aperçu
Aliments importants pour les yeux, les œufs renferment des quantités considérables de vitamine E, de lutéine et d'acides gras oméga-3. Vérifiez l'étiquetage nutritionnel des œufs et, dans la mesure du possible, choisissez ceux qui ont la teneur la plus élevée en acides gras oméga-3. Pondus par des poules nourries au moyen d'un régime à teneur élevée en lin et en maïs, les œufs ayant une forte teneur en acides gras oméga 3 ont également tendance à être une bonne source de vitamine E, et ils contiennent une quantité importante de lutéine que notre organisme absorbe facilement.[60] Le *Guide alimentaire canadien* estime les œufs comme un choix sain de protéines faibles en gras.

Sachez que : Si vous avez des antécédents familiaux de maladies cardiovasculaires ou de diabète ou si vous êtes vous-même atteint, consultez votre médecin pour connaître la quantité appropriée d'œufs à consommer.

Œufs : Quelle est leur histoire? Il y a à peine quelques décennies, les médias populaires ne considéraient pas les œufs comme un aliment sain en raison de leur teneur en cholestérol. Cependant, une importante étude publiée dans le *Journal of the American Medical Association* en 1999 a révélé qu'il n'existait aucun lien entre une consommation modérée d'œufs (un œuf par jour) et un risque accru d'accident vasculaire cérébral (AVC) ou de maladies cardiovasculaires chez des patients en santé. Des études scientifiques plus poussées ont confirmé ces conclusions. Il semble cependant y avoir un lien entre la consommation fréquente d'œufs et un risque accru de maladies cardiovasculaires chez les patients souffrant de diabète.[61]

Nous croyons que les œufs, consommés avec modération, procureront à l'organisme de nombreux éléments nutritifs qui permettront de prévenir les maladies chroniques et favoriseront la santé oculaire à long terme. Les œufs sont à la fois sains et délicieux lorsqu'ils sont cuits à la coque, pochés ou brouillés, et ils font un excellent repas en omelette ou frittata. La majorité des éléments nutritifs de l'œuf se trouvent dans le jaune. Par conséquent, vous devriez manger l'œuf en entier pour en retirer tous les avantages nutritifs. Évitez de faire cuire les œufs dans de grandes quantités de beurre ou d'huile végétale afin de limiter l'ingestion totale de gras et de gras saturés.

Conseils

- Achetez au moins une douzaine d'œufs par semaine pour une famille de quatre personnes.
- Si vous aimez la salade aux œufs comme déjeuner ou collation rapide, essayez d'utiliser des cœurs de romaine croustillants ou des feuilles de radicchio au lieu de pain pour obtenir une gâterie à forte teneur en lutéine!

Idées-repas

- Dégustez les œufs brouillés avec un filet d'huile d'olive et assaisonnés de sel et de poivre sur une tranche de rôtie de grains entiers pour un petit déjeuner ou un déjeuner nutritif.
- Faites une délicieuse frittata ou une délicieuse omelette avec des poivrons orange et des épinards.
- Servez des mini-portions de frittata en bouchées lors de vos cocktails.
- Essayez de faire un *zabaglione*, dessert italien classique préparé avec des jaunes d'œufs et couronné de baies.

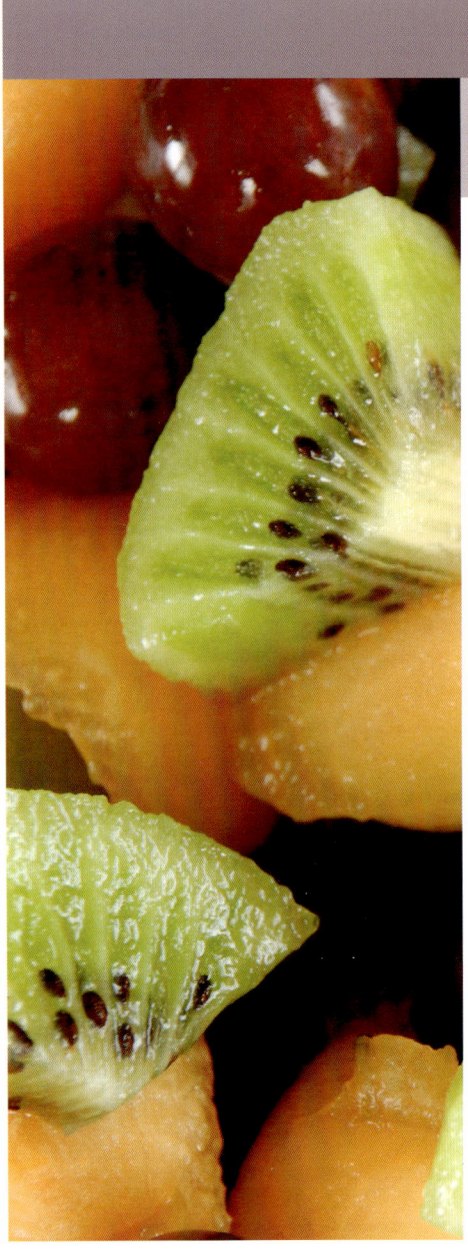

Fruits et jus

Kiwi, cantaloup, abricots séchés, avocat (eh oui, c'est un fruit !), baies, agrumes et autres fruits

Éléments nutritifs pour les yeux
Lutéine et zéaxanthine, vitamine C, vitamine E, bêta-carotène, fibres, zinc, acides gras oméga-3 (avocat)

Objectif hebdomadaire
Fruits : 3 portions par jour
Jus : 1 tasse de jus par jour ;
2 cuillerées à table de jus de citron par jour

Aperçu
Les fruits et les jus de fruit sont de bonnes sources de vitamine C. Étant donné que le corps ne peut emmagasiner la vitamine C, vous devriez consommer des aliments riches en vitamine C plusieurs fois par jour. La vitamine C n'est pas le seul élément nutritif que vous retirerez de la consommation de fruits. Ceux-ci contiennent également de nombreux autres antioxydants qui aident à prévenir les maladies. Le fait de savourer un morceau de fruit frais peut grandement contribuer à satisfaire votre rage de sucre. Nous avons défini le kiwi, le cantaloup et l'avocat comme des aliments de choix pour les yeux. Vous devriez tout de même consommer une variété de fruits pour bénéficier d'une plus grande synergie des éléments nutritifs.

Deuxième partie   Les détails

Aliments de choix pour les yeux : kiwi, cantaloup et avocat

Kiwi : Source de vitamine C la plus élevée parmi les fruits, le kiwi est un aliment de choix pour les yeux dans la catégorie des fruits. Le kiwi a meilleur goût lorsqu'il est mûr. Ainsi, lorsque vous en achetez, choisissez des fruits qui sont tendres au toucher.

Cantaloup : Le cantaloup, à teneur élevée en bêta-carotène, est un fruit polyvalent que l'on peut savourer avec un yogourt faible en gras au petit déjeuner ou comme dessert savoureux.

Avocat : Bien qu'il ne soit pas sucré, l'avocat a un bon goût crémeux de noisette et constitue une source d'acides gras oméga-3 (ALA), de zinc, de lutéine, de zéaxanthine et de vitamine E. Les avocats ont une forte teneur en calories. Nous vous recommandons donc de limiter votre ingestion d'avocat à un demi fruit par portion.

Jus de fruits : Il est difficile d'atteindre l'objectif quotidien d'aliments pour les yeux de vitamine C en ne consommant que des fruits. Le fait d'ajouter à votre programme alimentaire un jus de fruits à 100 pour cent contribue à accroître votre ingestion de vitamine C. Cependant, même le jus de fruits non sucré peut avoir une teneur élevée en sucre et en calories; savourez-en donc avec modération. Parmi les bons choix de jus de fruits, on note le jus d'orange et le jus de pomme additionnés de vitamine C (acide ascorbique) et le jus d'ananas. Le jus de raisin Concord, le jus de grenade et le cocktail de légumes à faible teneur en sodium sont d'autres possibilités.

> **Le Guide alimentaire canadien recommande :**
> - Les adultes devraient consommer de 7 à 10 portions de fruits et de légumes par jour.
> - Prenez des fruits et des légumes plus souvent que du jus.

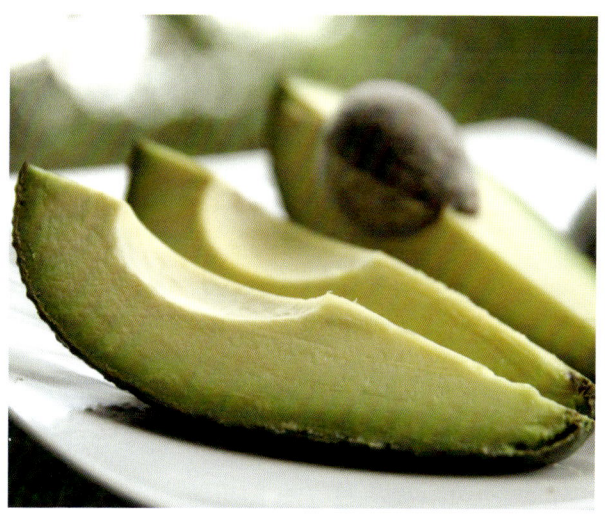

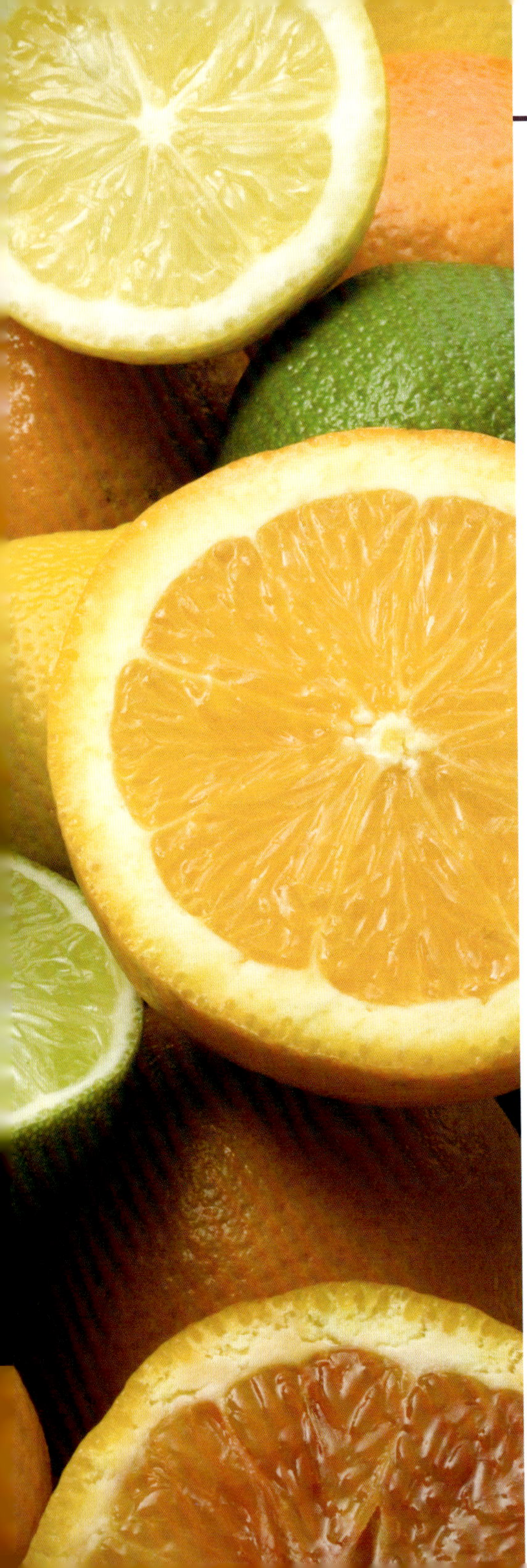

 ## Conseils

- Commencez votre journée par un fruit.
- Mangez souvent des kiwis—visez un kiwi par jour.
- Une façon simple de manger un kiwi consiste à le couper en deux et à le vider avec une cuiller à thé. Vous pouvez également essayer de manger la peau comme on le fait en Nouvelle-Zélande.
- Achetez un cantaloup chaque semaine pour une famille de quatre personnes.
- Congelez le cantaloup ou le kiwi tranché pendant la haute saison. Savourez-le légèrement décongelé comme gâterie rafraîchissante après le dîner.
- Ajoutez la moitié d'un avocat à un sandwich aux légumes grillés.
- Gardez un pot d'abricots séchés sur le comptoir et savourez-en quelques-uns chaque jour. (Les fruits séchés possèdent une teneur élevée en sucre; limitez-en donc votre consommation à quatre morceaux par jour.)
- Pressez le jus d'un citron par personne par jour et diluez-le dans de l'eau, du thé ou du jus ou versez-le sur une salade d'avocat et de crabe.
- Dans la mesure du possible, choisissez du jus d'orange fraîchement pressé ou surgelé.
- Préférez le jus de pomme en boîte ou en bouteille au jus de pomme surgelé.
- Créez vos propres jus de fruits maison à partir de restants de fruits frais. Vous pouvez trouver des centrifugeuses abordables et de bonne qualité dans la plupart des grands magasins.
- Si vous essayez de perdre du poids, limitez votre consommation de jus.

🍽 Idées-repas

- Mangez un kiwi chaque matin en attendant que votre gruau cuise ou que votre rôtie de blé entier soit grillée.
- Ajoutez des boules de cantaloup faites à la parisienne à vos plateaux de fruits.
- Offrez-vous une salade d'avocat et de crabe sur un pain pita pour le déjeuner.

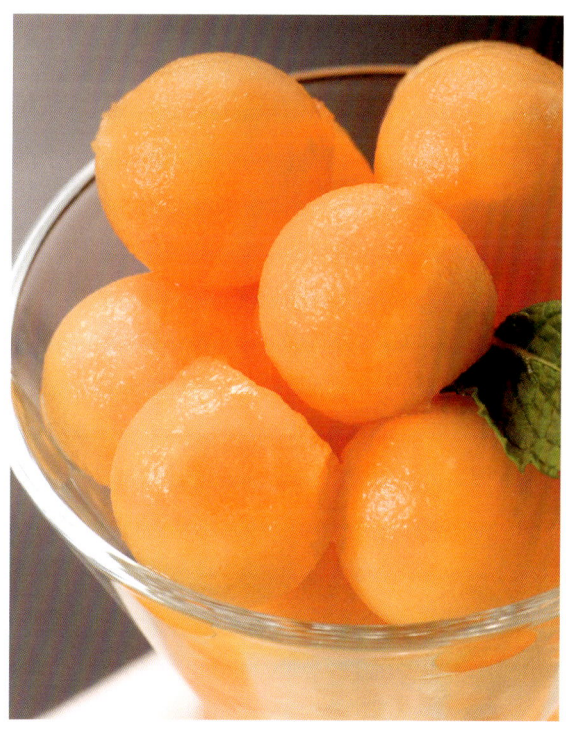

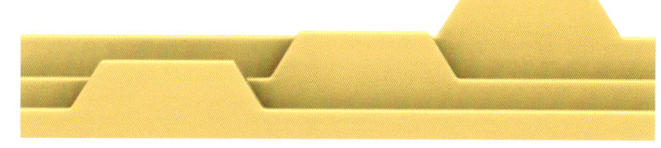

RECETTE SIMPLE ET RAPIDE
Salade de fruits bonne pour les yeux

½ cantaloup
1 tasse de raisins rouges
2 kiwis, pelés
1 lime dont le jus a été pressé
1 cuillerée à table de sirop d'érable
¼ de tasse de baies du lyciet (goji) ou de canneberges séchées

Coupez le cantaloup en deux. À l'aide d'une parisienne, confectionnez des boules avec la chair du cantaloup. Coupez le kiwi en quatre dans le sens de la longueur, puis coupez chaque quart en quatre, en créant des quarts de cercles. Placez tous les fruits dans un bol de service. Mélangez le jus de lime et le sirop d'érable et remuez doucement dans le bol à fruits. Servez puis garnissez de baies de goji ou de canneberges séchées.

Donne 4 portions.

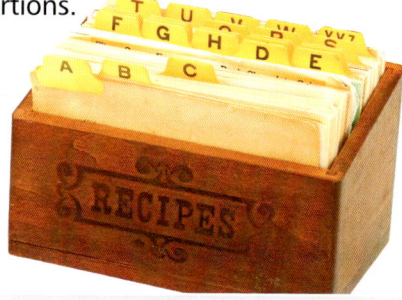

Aliments pour les yeux   Chapitre 3

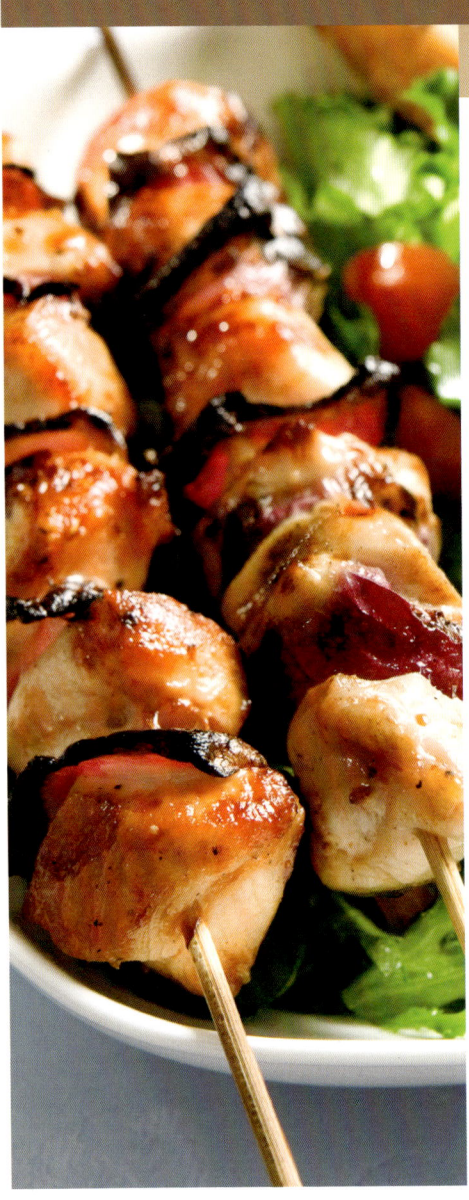

Viandes maigres

Dinde, coupes de bœuf maigre, fruits de mer

Éléments nutritifs pour les yeux
Zinc, vitamine E, acides gras oméga-3 (DHA, EPA)

Objectif hebdomadaire
Poitrine de dinde : 100 g – 4 fois par semaine
Coupes de bœuf maigre : 100 g – 2 fois par semaine

Aperçu
La poitrine de dinde et le bœuf maigre constituent d'importants aliments pour les yeux puisqu'ils contiennent de grandes quantités de zinc et de vitamine E. Il est plus facile d'obtenir une ration quotidienne optimale de zinc et de vitamine E à partir de votre régime alimentaire si vous consommez un peu de viande maigre, de poisson ou de fruits de mer. Étant donné que certaines viandes peuvent avoir une forte teneur en gras saturés, nous vous recommandons de choisir des coupes maigres, de limiter le volume de vos portions et de retirer la peau de la dinde et du poulet. Il est recommandé de limiter votre consommation de viande, de volaille et de poisson à un maximum de six onces cuites (170 g) par jour.[62] Une portion de trois onces a à peu près la taille d'un jeu de cartes.

D'autres viandes et d'autres fruits de mer qui sont de bons choix sont le crabe en boîte, la viande de dinde foncée, le poulet, les huîtres, les moules et les pétoncles.

Sachez que : Il est difficile pour une personne d'obtenir l'apport quotidien recommandé en zinc sans consommer de la viande ou des fruits de mer. Par conséquent, les végétariens doivent surveiller attentivement leur ration quotidienne de zinc.

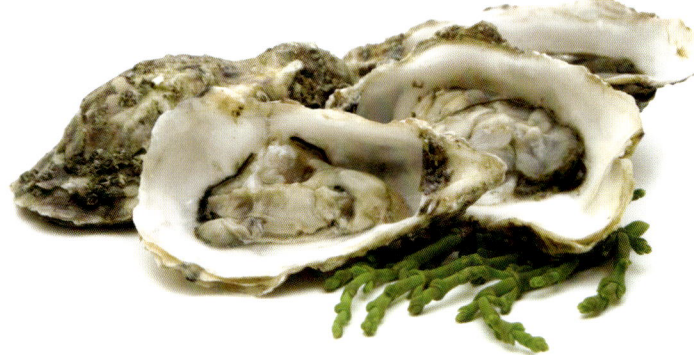

> **Le Guide alimentaire canadien recommande :**
> - Les adultes devraient consommer 2 ou 3 portions (75 g par portion) de viande et de substituts par jour.
> - Enlevez le gras visible des viandes et la peau de la volaille. Faites rôtir, cuire au four ou pocher les aliments, et ajoutez peu ou pas de gras.

💡 Conseils

- Utilisez des filets de poitrine de dinde au lieu de poitrines de poulet. La teneur en zinc de la dinde est très supérieure à celle du poulet.
- Ne réservez pas de repas de dinde pour les Fêtes. Faites rôtir une dinde pour un excellent repas du dimanche avec beaucoup de restants.
- Utilisez de la dinde hachée au lieu de bœuf haché pour des hamburgers, des boulettes de viande ou du chili meilleurs pour la santé.

🍽️ Idées-repas

- Utilisez du crabe en boîte tout comme vous utiliseriez du thon ou du saumon en boîte. Ajoutez-le aux salades ou aux pâtes ou servez-vous en pour faire une trempette rapide et savoureuse
- Mangez des huîtres cuites ou fumées, à l'occasion. Pour le zinc, elles sont le meilleur des aliments pour les yeux!
- Faites un sandwich avec de la poitrine de dinde, du pain de blé entier, des pommes tranchées, du fromage suisse, de la roquette et de la moutarde de Dijon. Grillez dans une presse à panini ou sur la cuisinière. Aspergez d'une laque balsamique.
- Parsemer du crabe en conserve sur du fromage à la crème allégé mélangé à une sauce pour fruits de mer. Savourez en trempette avec des mini-carottes ou des rôties de pain pita à grains entiers.

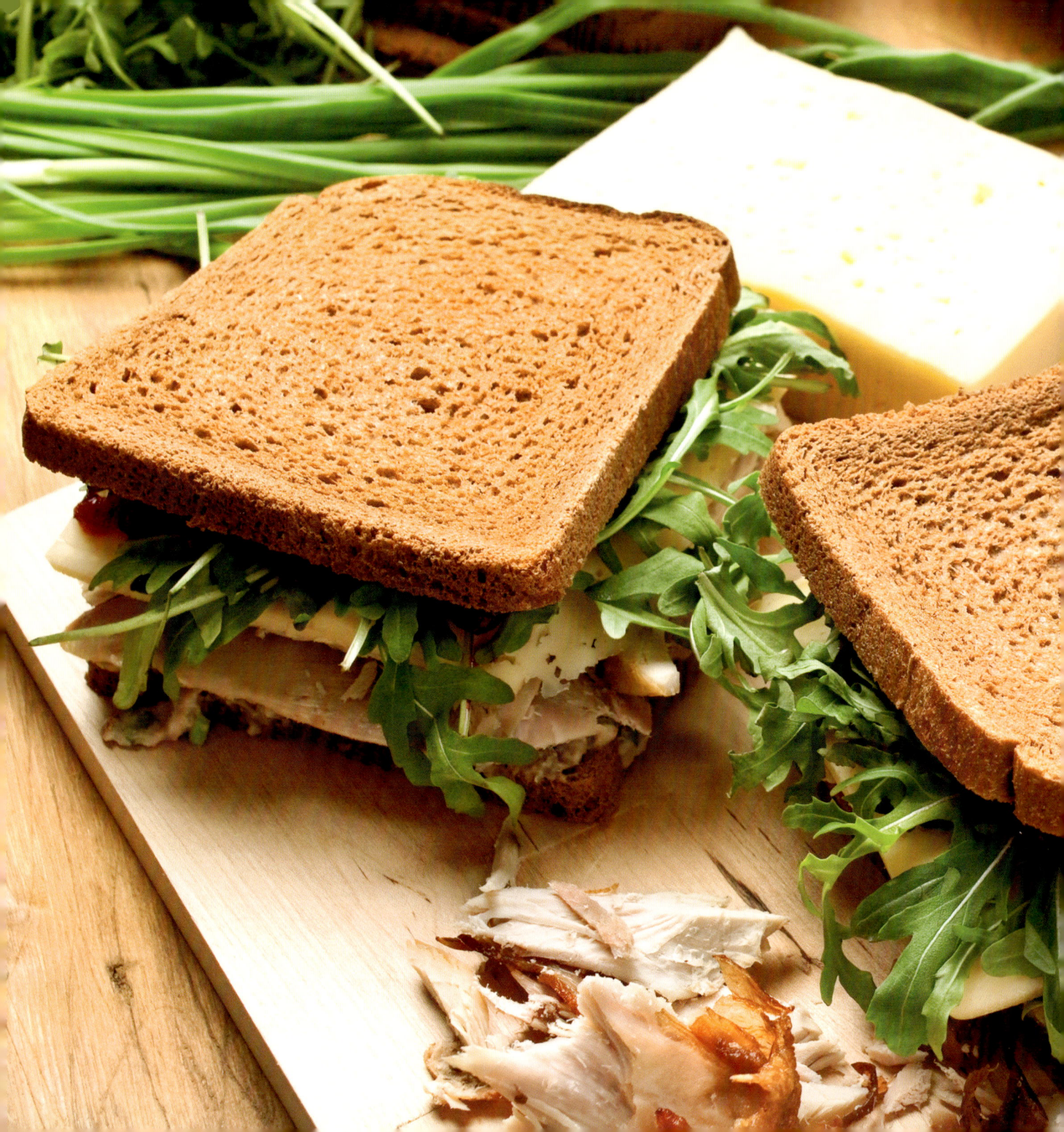

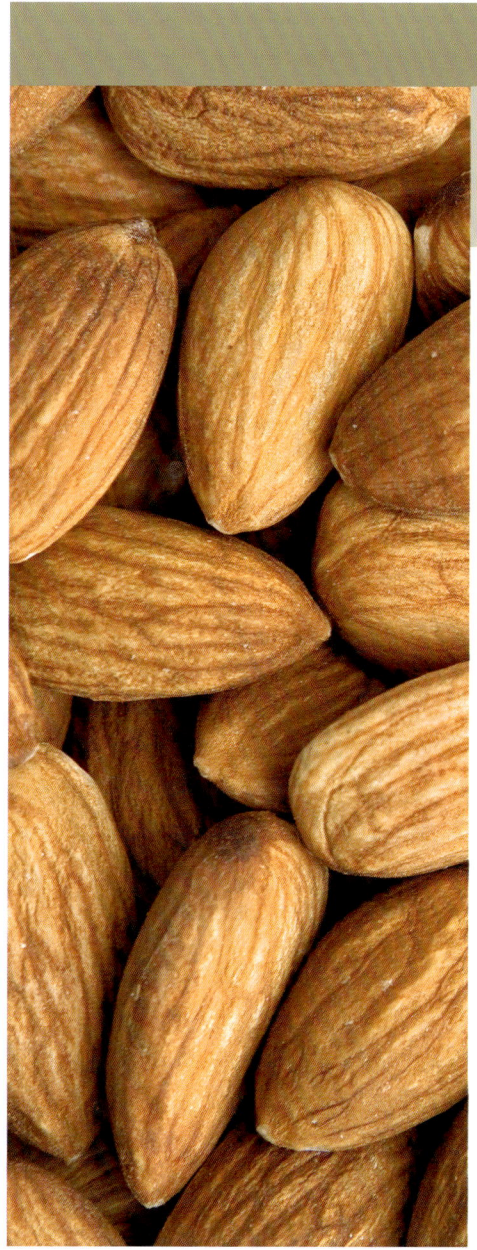

Noix et graines

Amandes, noix, noix de cajou, graines de tournesol, pépins de citrouille, pistaches, noisettes, pignons, pacanes et fèves de soja grillées à sec

Éléments nutritifs pour les yeux
Fibres, acides gras oméga-3, vitamine E et zinc

Objectif hebdomadaire
Mélange de noix d'aliments pour les yeux :
1 petite poignée par jour
Graines de lin moulues ou germe de blé :
1 cuillerée à table par jour

Aperçu
Ces grignotines riches en éléments nutritifs sont de puissants aliments pour les yeux qui contiennent de généreuses quantités d'éléments nutritifs pour les yeux. En fait, la consommation de noix peut protéger contre la progression de la dégénérescence maculaire liée à l'âge (DMLA), les maladies cardiovasculaires et le diabète de type 2.[63] Chaque noix et chaque graine comporte sa propre composition d'éléments nutrititifs. Nous recommandons donc d'en manger une variété. Préparez la recette de mélange de noix décrite à la page 97. Consommez une petite poignée (environ ¼ de tasse) par jour. Ce mélange de noix contient une quantité équilibrée de vitamine E, de zinc et d'acides gras oméga-3 (ALA).

Aliments pour les yeux   Chapitre 3

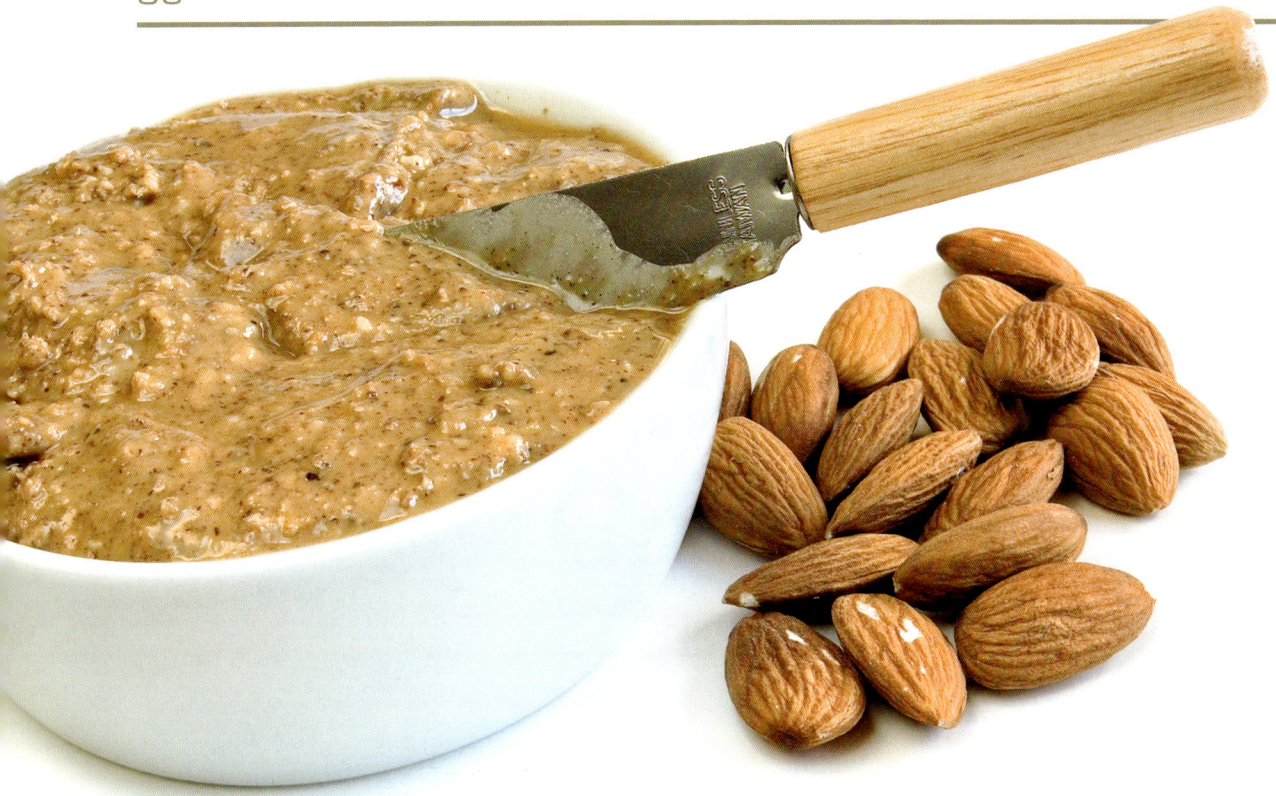

Quelles sortes de noix devrais-je acheter ? Les meilleures sont les noix non salées, crues ou grillées à sec. Si vous achetez de grandes quantités de noix à la fois, surgelez-les pour empêcher l'oxydation qui leur donne un goût rance et réduit leur teneur en éléments nutritifs. Une variété de noix est en vente dans la section en vrac de la plupart des supermarchés. Les noix de cajou et les arachides crues se trouvent dans les magasins d'aliments naturels ou d'aliments en vrac.

Beurres de noix : Nutritifs et délicieux, les beurres de noix constituent un moyen pratique de tirer parti des avantages des noix pour la santé. Nous recommandons les arachides, les amandes et les beurres de noix de cajou non sucrés et naturels. Tous sont en vente dans la plupart des supermarchés et des magasins d'aliments naturels.

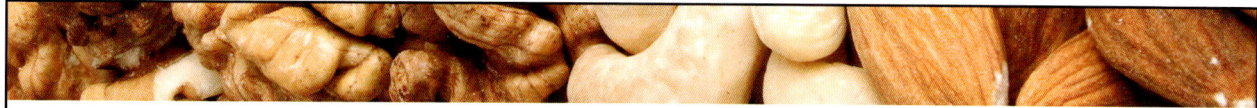

Noix ou graines	Éléments nutritifs essentiels pour les yeux
Amandes	Vitamine E
Noix de grenoble	Acide gras oméga-3 (ALA)
Noix de cajou	Zinc
Graines de tournesol	Vitamine E
Pépins de citrouille	Zinc

Aliments de choix pour les yeux : amandes, noix, noix de cajou, graines de tournesol et pépins de citrouille

Sachez que :
- Les noix et les beurres de noix ont une forte teneur en calories; consommez donc une seule poignée de noix ou deux cuillerées à table de beurre de noix par jour.
- Nous vous conseillons de réduire votre ingestion de gras provenant d'autres sources lorsque vous ajoutez des noix à votre programme alimentaire. Quel est le meilleur moyen d'éliminer des excès de graisse? Réduire votre ingestion de viande, de beurre ou de margarine.

Le Guide alimentaire canadien recommande :
- Les noix sont incluses dans la catégorie « Viandes et substituts ». Les adultes devraient consommer 2 à 3 portions de viande et de substituts par jour.
- Une poignée (1/4 de tasse) de noix équivaut à une portion.

Aliments pour les yeux   Chapitre 3

Conseils

- Créez un mélange montagnard à l'aide d'une variété de noix, de graines et d'abricots séchés.
- Créez une tartinade décadente en mélangeant du beurre d'avelines à un peu de cacao, de lait et de miel.
- Avant de les ajouter à un bol de salade ou de riz, faites griller les noix dans une poêle à frire sèche pendant quelques minutes pour en rehausser la saveur.
- Achetez des noix fraîches dans leurs coques à la fin de l'automne et en hiver. Savourez-les en famille après le dîner, comme dessert.

Idées-repas

- Mangez des noix au petit déjeuner pour inclure une protéine dans le premier repas de la journée. L'énergie que fournit la protéine retardera la faim ressentie au milieu de la matinée qui peut amener à se gaver d'aliments moins nutritifs.
- Ajoutez des noix de Grenoble et des amandes à du riz brun pour créer un plat d'accompagnement original.
- Préparez une sauce pesto maison en mélangeant des pignons à de l'huile d'olive extra vierge, de l'ail et du basilic dans un robot culinaire ou un mélangeur. Mélangez à des pâtes de blé entier.

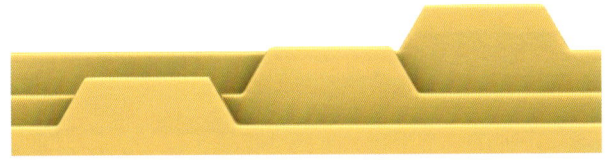

RECETTE SIMPLE ET RAPIDE
Mélange de noix bon pour les yeux

1 tasse d'amandes hachées
½ tasse de noix de Grenoble hachées
1 tasse de noix de cajou hachées
1 tasse de pépins de citrouille

Mélangez tous les ingrédients dans un grand bol. Transférez les dans un bocal de verre ou un récipient d'entreposage. Rangez au réfrigérateur pendant 2 à 4 semaines.

Donne 3 ½ tasses.

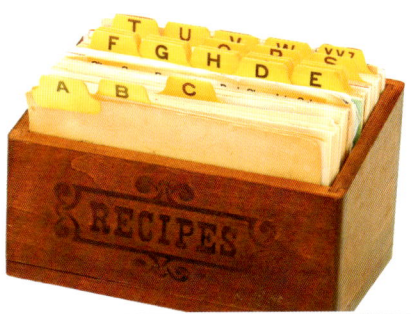

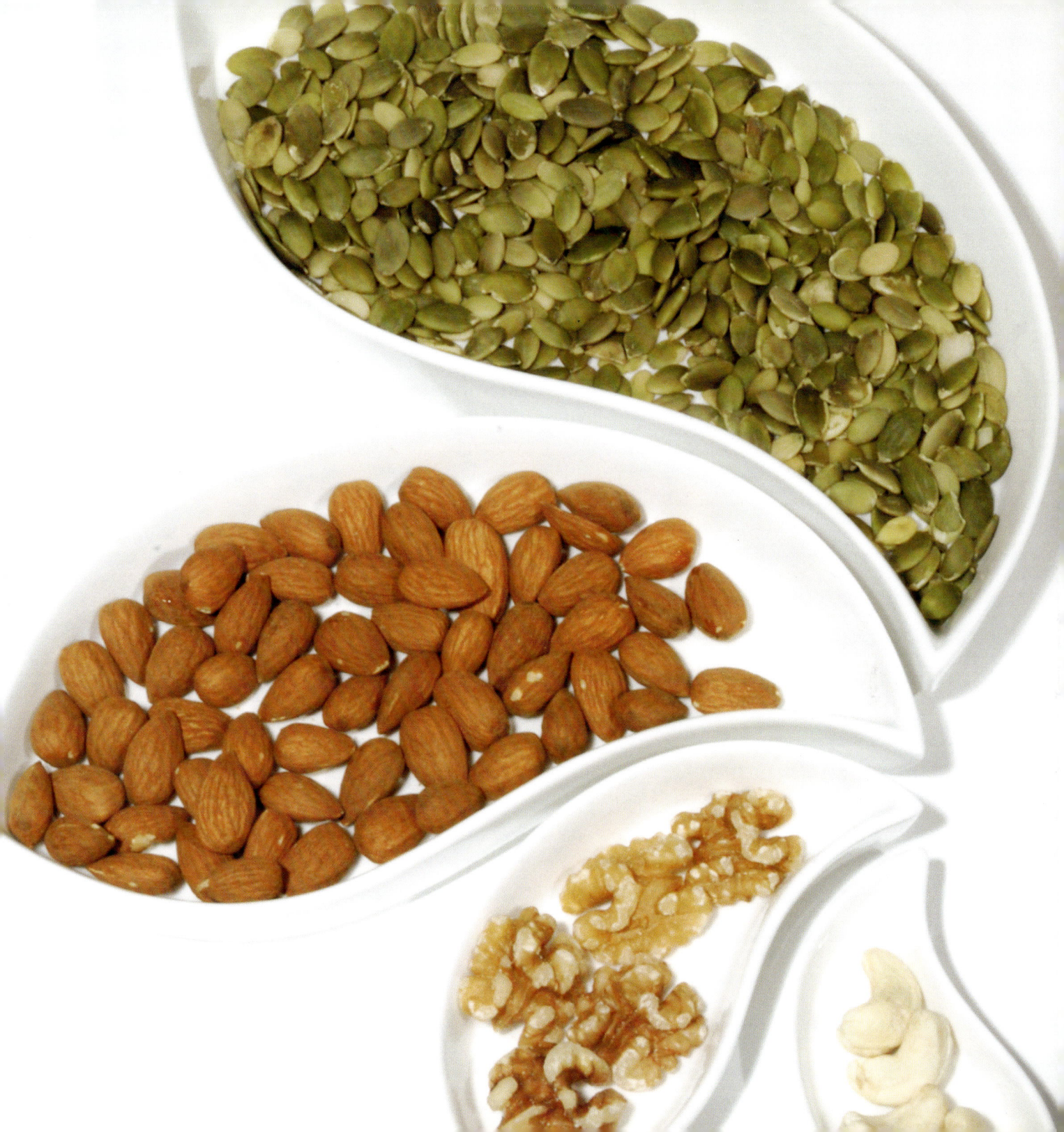

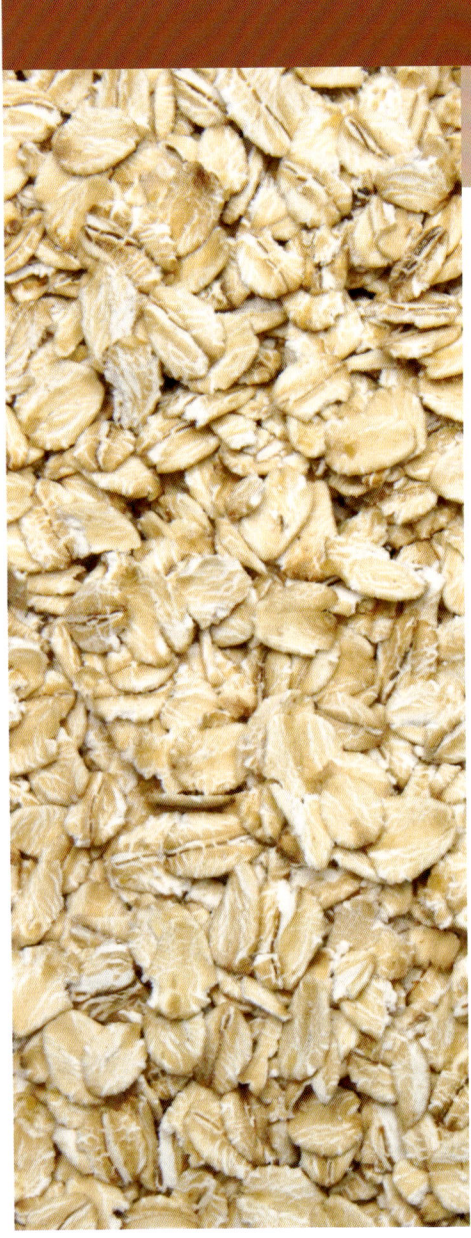

Grains entiers

Céréales de son, gruau, orge, pâtes de blé entier, quinoa et autres grains entiers

Éléments nutritifs pour les yeux
Fibre, zinc et vitamine E

Objectif hebdomadaire:
Un petit bol (3/4 de tasse) de son ou de gruau cinq (5) fois par semaine. Consommez une variété d'autres grains entiers en suivant le Guide alimentaire canadien.

Aperçu
Les grains entiers sont des aliments importants pour les yeux en raison de leur faible indice glycémique et de leur teneur élevée en fibres. La recherche actuelle montre que les programmes alimentaires riches en aliments qui ont un indice glycémique élevé tels le pain blanc et le sucre peuvent accroître le risque de cataractes et de dégénérescence maculaire liée à l'âge (DMLA). Dans la mesure du possible, optez pour des aliments de grains entiers au lieu de glucides raffinés tels le pain blanc, le riz blanc ou les pâtes.[64]

En 2008, *The British Journal of Ophthalmology* a publié une étude montrant que les gens atteints de dégénérescence maculaire liée à l'âge (DMLA) courent un risque plus élevé de contracter une maladie cardiovasculaire.[65] Étant donné que la DMLA et les maladies cardiovasculaires ont de nombreux facteurs de risques communs, nous croyons qu'un programme alimentaire bon pour le cœur l'est aussi pour les yeux et que l'augmentation de votre ingestion de fibres contribuera à la santé de vos vaisseaux sanguins et de vos yeux.

Aliments de choix pour les yeux : Son, gruau

Pour obtenir la ration quotidienne de fibres recommandée (environ 25 grammes par jour pour les femmes, et 35 grammes par jour pour les hommes), nous recommandons de consommer régulièrement du son et du gruau. Le fait de commencer votre journée avec du son ou du gruau contribuera également à freiner la faim souvent ressentie au milieu de la matinée.

Céréales de son : Le son a une teneur élevée en fibres et un indice glycémique faible. Essayez de choisir une céréale de son à forte teneur en fibres qui contient une quantité minimale de sucre ajouté.

Gruau : Le gruau contient le pourcentage le plus élevé de fibres solubles de tous les grains.[66] Choisissez le gruau nature non sucré et ajoutez-y une petite quantité de miel ou de sirop d'érable.

Sachez que : Votre supermarché a en stock une grande variété de céréales et de gruau pour le petit déjeuner. Recherchez les produits à faible teneur en sucre et qui contiennent des grains entiers à 100 pour cent. Soyez au courant des techniques de marketing et des allégations nutritionnelles trompeuses figurant sur l'emballage. Les meilleurs choix sont les produits dont la teneur en fibres est d'au moins trois grammes par 100 calories, et dont la teneur en sucre maximale est de 10 grammes par 100 calories.

Le Guide alimentaire canadien recommande qu'au moins la moitié de tous les choix de grains soient des aliments à grains entiers. Nous recommandons cependant des teneurs encore plus élevées. Après avoir effectué une recherche sur les avantages des aliments ayant une teneur élevée en fibres et un faible indice glycémique, nous vous recommandons de viser à éliminer complètement les grains raffinés de votre alimentation. Étant donné que les pâtes à grains entiers, le riz brun et l'orge sont aisément accessibles dans tous les supermarchés, il s'agit tout simplement de modifier vos habitudes. Le quinoa, le blé concassé, les grains de blé ainsi que d'autres grains se trouvent dans les magasins d'aliments en vrac et les magasins d'aliments naturels. Ils sont faciles à préparer et ajouteront de la variété à votre alimentation. Consultez notre tableau pratique sur les grains à la page 103 pour obtenir des directives de cuisson simples.

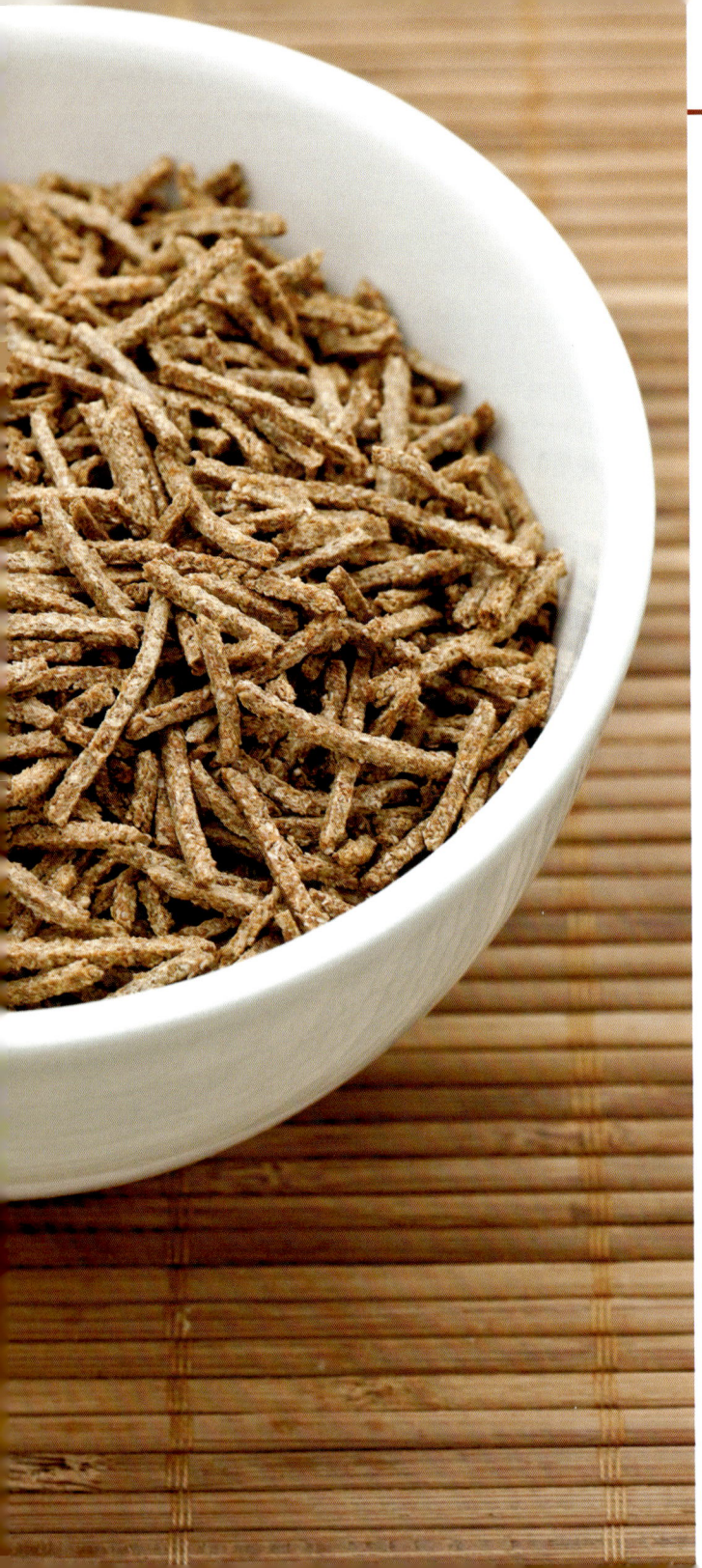

💡 Conseils

- Choisissez du gruau à l'avoine épointée (découpée à l'ancienne) ou du gruau à cuisson rapide plutôt que le gruau instantané pour un choix plus nutritif. Faites cuire le gruau à l'avance et rangez-le au frigo pendant 2 à 3 jours. Réchauffez-le pour un déjeuner rapide.
- Mélangez divers types de son pour créer de la variété.
- Optez pour le pain à grains entiers, de blé entier, de graines de lin, de seigle ou de seigle noir plutôt que le pain blanc.
- Utilisez de l'orge ou du riz brun au lieu du riz blanc dans les recettes de sautés.

🍽 Idées-repas

- Savourez un bol de son ou de gruau garni de baies ou d'abricots séchés. Ajoutez une cuillerée à table de graines de lin moulues et une cuillerée à table de germe de blé pour avoir un petit déjeuner plein d'éléments nutritifs pour les yeux.
- Couronnez un yogourt faible en gras ou du fromage ricotta de son et d'un fruit frais pour obtenir un parfait délicieux.

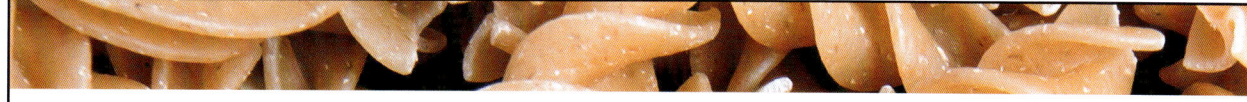

Grains entiers

Grains/légumineuses	Méthode de cuisson
Pâtes de blé entier	2 parts d'eau : 1 part de pâtes Ajoutez à l'eau bouillante. Couvrez et laissez cuire jusqu'à al dente.
Riz brun	2 parts d'eau : 1 part de riz Amenez l'eau et le riz à ébullition. Couvrez et laissez mijoter pendant 30 à 45 minutes. Le temps de cuisson peut varier.
Orge (perlé)	2,5 parts d'eau : 1 part d'orge Ajoutez à l'eau bouillante. Couvrez partiellement et laissez mijoter pendant 30 à 40 minutes, ou jusqu'à ce que l'eau soit absorbée.
Quinoa	2 parts d'eau : 1 part de quinoa Rincez très bien. Ajoutez à l'eau bouillante. Couvrez partiellement et laissez mijoter pendant 15 à 18 minutes, ou jusqu'à ce que l'eau soit absorbée.
Grains de blé	3 parts d'eau : 1 part de grains de blé Amenez l'eau et les grains de blé à ébullition. Couvrez partiellement et laissez mijoter pendant environ 1 heure ou jusqu'à ce que l'eau soit absorbée.
Blé concassé	2 parts d'eau : 1 part de blé concassé Ajoutez à l'eau bouillante. Couvrez partiellement et laissez mijoter pendant 7 à 12 minutes, ou jusqu'à ce que l'eau soit absorbée.

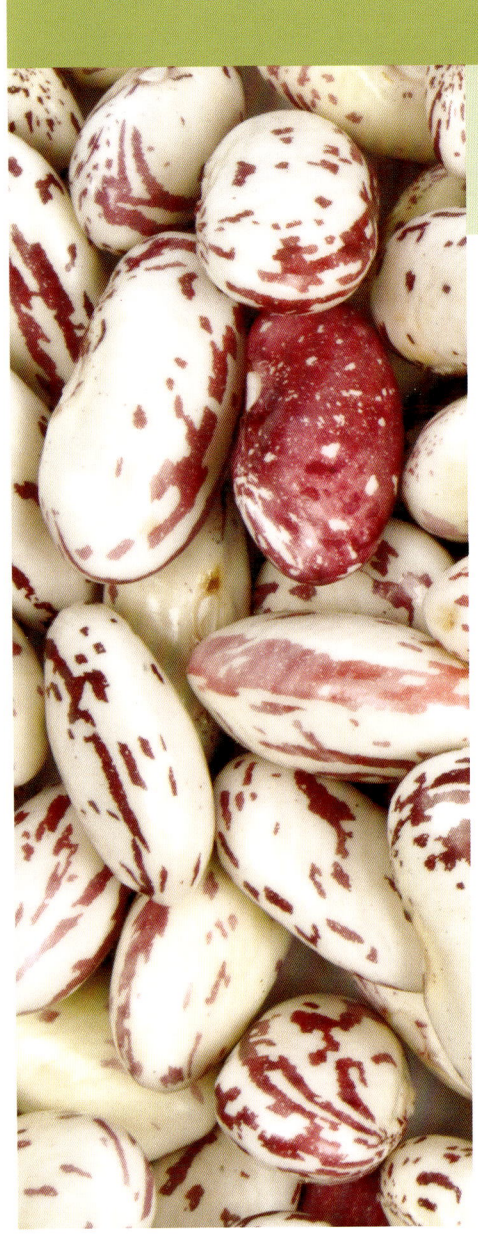

Haricots et Lentilles

Haricots noirs, haricots romains, haricots rouges, fèves de soja (edamames), haricots blancs, pois chiches, lentilles vertes, noires et rouges

Éléments nutritifs pour les yeux
Fibres, acides gras oméga-3 (ALA), zinc

Objectif hebdomadaire
Fèves ou lentilles : ½ tasse quatre fois par semaine
Edamame (soja): ½ tasse deux fois par semaine

Aperçu
En raison du fait que les maladies cardiovasculaires et la dégénérescence maculaire liée à l'âge (DMLA) partagent de nombreux facteurs de risque, une alimentation saine pour le cœur l'est également pour les yeux. Les haricots et les lentilles sont une excellente source de fibres et de protéines, et renferment une quantité minimale de gras; ces légumineuses jouent donc un rôle important dans un programme alimentaire idéal pour le cœur et les yeux. De nombreuses cultures utilisent les fèves et les lentilles dans leur cuisine. La cuisine indienne comprend des lentilles, la cuisine méditerranéenne utilise des haricots romains et des haricots blancs, la cuisine mexicaine a recours aux haricots rouges et noirs, et la cuisine asiatique fait bon usage des fèves de soja. Même le régime alimentaire nord-américain comprend des haricots, principalement le petit haricot rond blanc que l'on trouve dans les fèves au lard.

Comment les acheter : les haricots sont disponibles sous diverses formes. La façon la plus facile d'inclure les haricots dans votre alimentation est de les acheter en conserve. Cependant, les haricots en conserve ont généralement un contenu en sodium élevé, c'est pourquoi nous recommandons de les rincer abondamment avant de les utiliser.

Aliments de choix pour les yeux : haricots romains, haricots noirs, fèves de soya (edamames)

Haricots romains et haricots noirs : Ce sont des aliments de choix pour les yeux car ils ont une teneur très élevée en fibres et renferment de grandes quantités de zinc.

Fèves de soja (edamames) : Elles reçoivent une cote supérieure comme aliments pour les yeux en raison de leur teneur élevée en acides gras oméga-3 (ALA). Elles sont disponibles en cosses, écossées et vous pouvez les trouver dans la section des produits congelés de votre épicerie.

Conseils

- Rincez abondamment les haricots en conserve dans une passoire sous le robinet afin d'éliminer l'excédent de sodium.
- Ajoutez des haricots en conserve aux soupes, aux ragoûts ou aux plats sautés.
- Servez des lentilles vertes au lieu du riz comme plat d'accompagnement d'un poisson.
- Ajoutez des fèves de soja écossées aux sautés, aux soupes et aux salades.
- Buvez beaucoup d'eau afin d'éviter les effets de gaz dus à la consommation de haricots.

Idées-repas

- Faites une salade de haricots multicolores avec des haricots en conserve, des poivrons orange, des tomates séchées au soleil et des oignons verts.
- Savourez du hummus (tartinade de pois chiches) en garniture de sandwich ou en trempette.
- Essayez des fèves de soja en cosses (edamames) comme amuse-gueule : saupoudrez de sel et de graines de sésame et mangez-les avec vos doigts. Évitez de manger la cosse, car elle est très coriace.
- Mélangez des haricots blancs ou des pois chiches à de l'huile d'olive et à votre mélange d'épices préférées (cumin, cari et coriandre). Faites-les griller au four à 200 °C (400 °F) pendant 40 minutes pour obtenir une collation croquante.

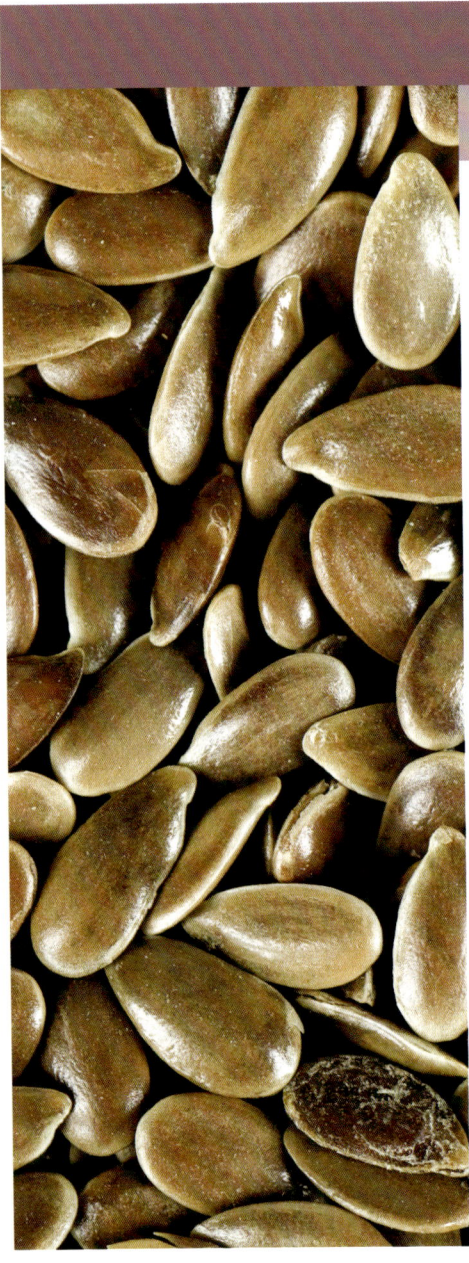

Graines de lin

Graines de lin moulues, huile de graines de lin

Éléments nutritifs pour les yeux
Acides gras oméga-3 (ALA), fibres, vitamine E et zinc

Cible hebdomadaire
1 cuillérée à table de graines de lin moulues ou de germe de blé par jour

Aperçu
Les graines de lin moulues et d'huile de graines de lin sont des aliments essentiels pour les yeux. En effet, elles contiennent des quantités importantes d'acides gras oméga-3 (ALA) dérivés de plantes, de fibres, de vitamine E et de zinc. Des études ont démontré qu'une consommation quotidienne d'huile de graines de lin réduit les symptômes du syndrome de sécheresse oculaire chez les personnes qui souffrent du syndrome de Sjögren.[67]

Il existe de nombreuses catégories d'acides gras oméga-3. Les principales que notre corps utilise sont les DHA et les EPA, dont les seules sources sont certains poissons gras. Le corps peut convertir un autre type d'oméga-3, l'acide alpha-linolénique (ALA) en EPA et DHA mais cette conversion est inefficace et atteint au mieux un niveau de 1%. Les graines de lin contiennent une quantité importante d'acides gras oméga-3 (ALA). Les graines de lin doivent être consommées en plus du poisson, et non le remplacer en raison de l'inefficacité de la conversion du ALA en EPA et DHA.

Deuxième partie   Les détails

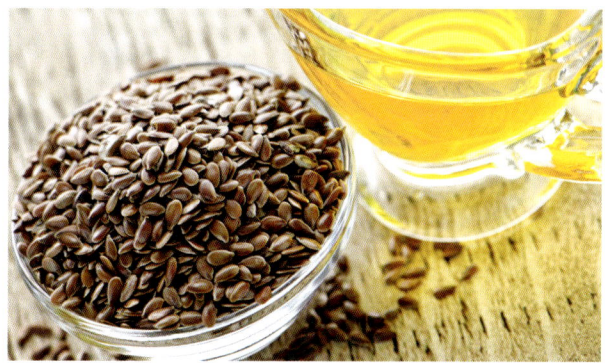

Conseils

- Moulez vos graines de lin! Notre corps ne peut décomposer l'enveloppe extérieure des graines entières. Un moulin à café accomplit cette tâche parfaitement.
- Les graines de lin entières sont stables à température ambiante et conserveront leur fraîcheur pendant plusieurs mois.
- Une fois le contenant d'huile de graines de lin ouvert, il se conserve au réfrigérateur pendant six semaines.

Idées-repas

- Ajoutez des graines de lin moulues aux céréales de son ou au gruau.
- Mélangez des graines de lin moulues à la pâte à muffins afin de confectionner une collation savoureuse composée d'aliments pour les yeux.

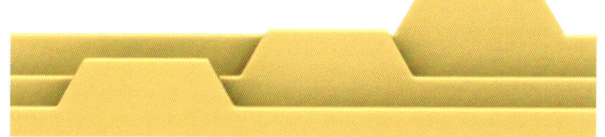

RECETTE SIMPLE ET RAPIDE
Boisson fouettée aux graines de lin bonne pour les yeux

½ tasse de cantaloup en dés
½ tasse de fraises
½ mangue
½ tasse de jus d'orange non sucré
2 cuillerées à soupe de graines de lin moulues

Coupez le cantaloup et la mangue en cubes et placez-les dans un mélangeur. Ajoutez des fraises, du jus d'orange et des graines de lin. Mélangez à vitesse élevée jusqu'à obtention d'une consistance homogène. Savourez immédiatement.

Donne 2 boissons fouettées.

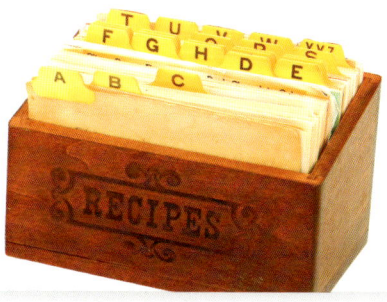

Aliments pour les yeux   Chapitre 3

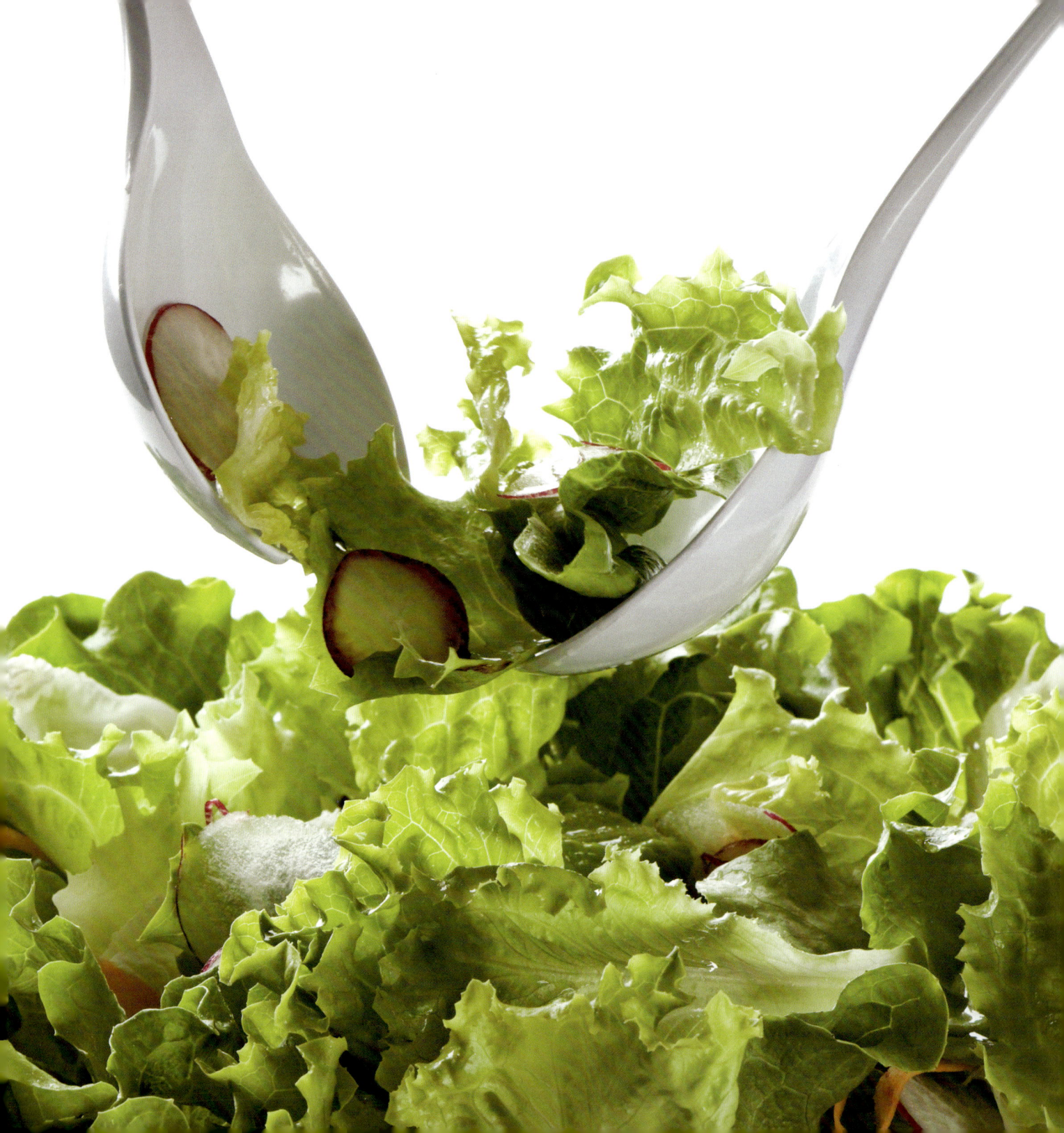

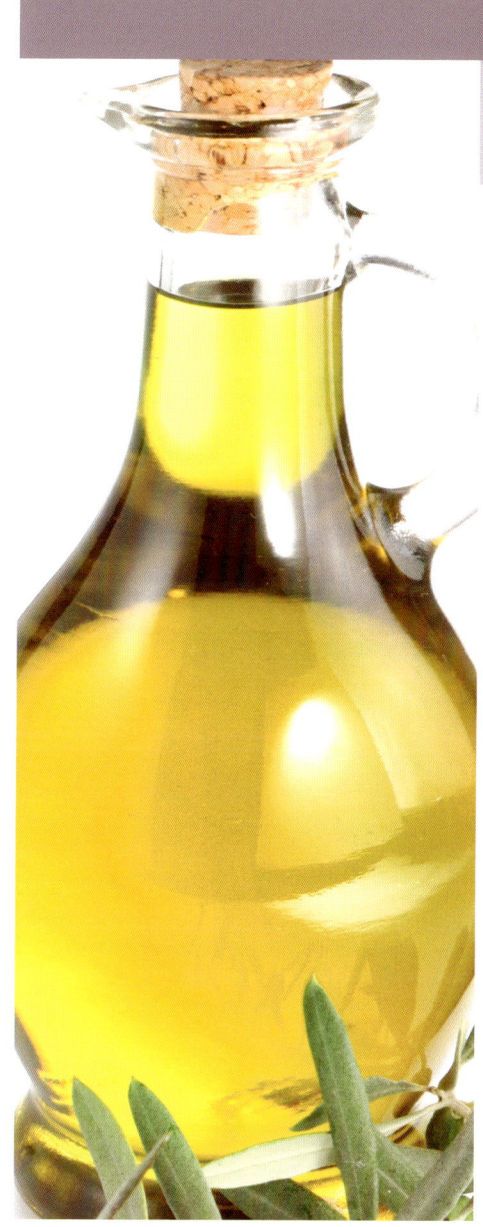

Huiles

Huile de canola, huile d'olive extra vierge, huile de graines de lin et huile de noix

Aliments nutritifs pour les yeux
Acides gras oméga-3 et vitamine E

Objectif hebdomadaire
2 cuillerées à table huile de canola ou d'olive par jour

Aperçu
L'huile de canola et l'huile d'olive extra vierge font partie des aliments pour les yeux car elles constituent des matières grasses monoinsaturées saines qui contiennent de la vitamine E et d'ALA. L'huile de graines de lin contient des niveaux supérieurs d'acides gras oméga-3. L'huile de noix est délicieuse à l'occasion sur une salade délicate. L'huile de pépins de raisin est très stable à la chaleur et son point de fumée est très élevé, ce qui en fait une excellente huile pour les sautés. Rappelez-vous que le gras provenant de toutes sources est riche en calories. Ainsi, vous ne devriez en manger qu'une quantité minimale afin d'éviter de prendre du poids.

Aliments de choix pour les yeux : l'huile d'olive extra vierge et l'huile de canola

Huile d'olive : Une matière grasse monoinsaturée et une bonne source de vitamine E.
Huile de canola : Une matière grasse monoinsaturée et une bonne source de vitamine E et d'ALA

> **Le Guide alimentaire canadien recommande :**
> - Incluez une petite quantité de lipides insaturés (2 à 3 cuillerées à table ou 30 à 45 ml) par jour. Ceci comprend les huiles à friture, les sauces à salade, la margarine et la mayonnaise.
> - Utilisez des huiles végétales comme l'huile d'olive, l'huile de canola ou l'huile de soja.
> - Limitez la consommation de beurre, de saindoux, de margarine dure et de shortening.

💡 Conseils

- Utilisez de l'huile de canola ou de l'huile d'olive au lieu de beurre aussi souvent que vous le pouvez.
- Choisissez de l'huile de canola ou de l'huile d'olive extra vierge. L'huile d'olive de première pression a la meilleure saveur et les meilleurs avantages pour la santé.
- Conservez l'huile de graines de lin et l'huile de noix au réfrigérateur afin de prolonger leur durée de conservation.
- Mélangez des quantités égales l'huile d'olive extra vierge et d'huile de canola dans un pot à ingrédient ou un bocal. Utilisez ce mélange comme huile à frire ou sauces pour salades et marinades.
- Toutes les huiles contiennent plus de 100 calories par cuillerée à soupe, consommez en donc de petites quantités.

RECETTE SIMPLE ET RAPIDE
Vinaigrette de base composée d'aliments pour les yeux

¼ tasse d'huile d'olive
¼ tasse d'huile de canola
3 cuillerées à table de vinaigre de cidre
1 cuillerée à table de jus de citron
1 cuillerée à table de moutarde de Dijon
1 cuillerée à table de sirop d'érable
Sel de mer et poivre noir

Fouettez ensemble tous les ingrédients. Videz dans un bocal de verre et conservez au réfrigérateur jusqu'à deux semaines.

Donne : ¾ de tasse

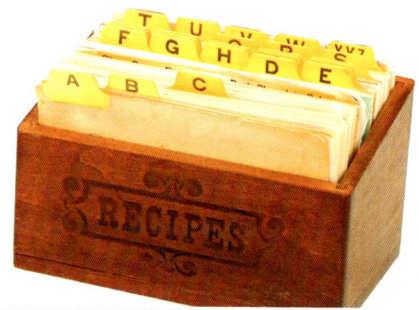

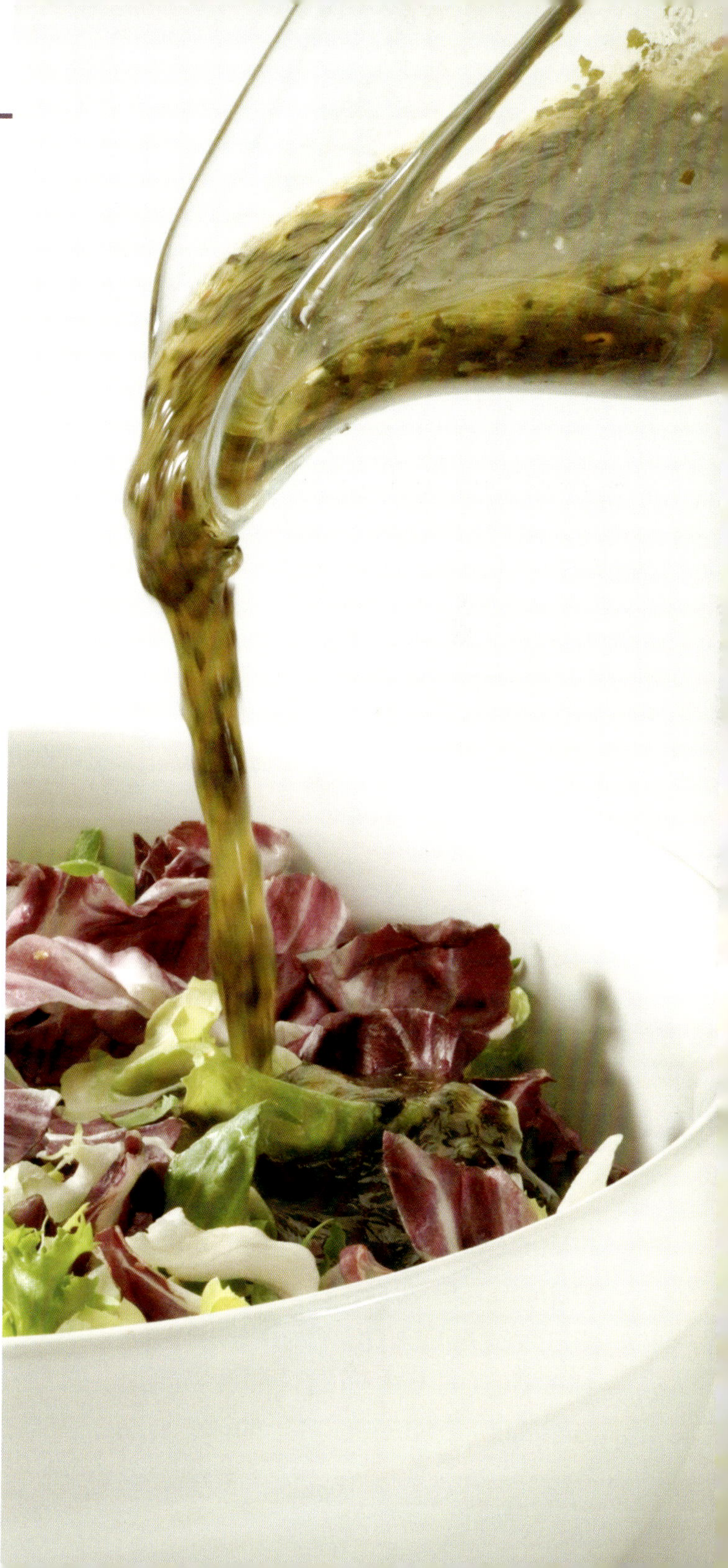

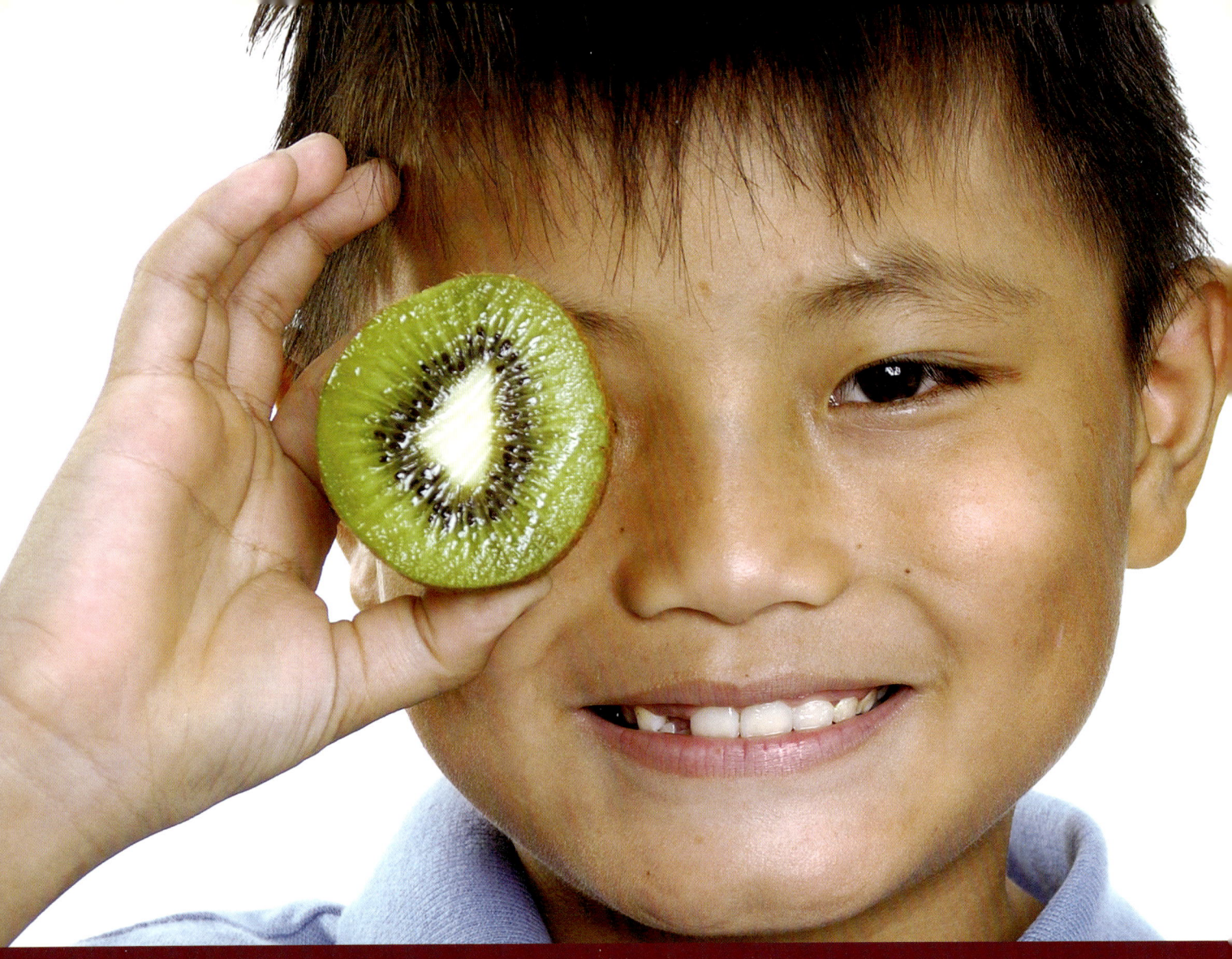

Le fait de manger des aliments pour les yeux vous mènera sur la trajectoire d'une meilleure santé oculaire. Avoir un mode de vie équilibré exercera également une influence importante sur la prévention de maladies oculaires. Les recommandations liées au mode de vie aliments pour les yeux vous aideront à améliorer votre santé oculaire et votre bien être général.

Chapitre 4
Mode de vie et état général de santé

Nous savons tous qu'une bonne alimentation est essentielle à notre bien-être. En plus de favoriser une bonne santé générale à long terme, le fait d'acquérir de bonnes habitudes alimentaires nourrira vos yeux. Les chapitres précédents ont présenté des recommandations alimentaires pour vos yeux. Toutefois, d'autres aspects de votre mode de vie auront une incidence directe sur votre santé oculaire. Par exemple, vous savez que le tabagisme augmente le risque de DMLA, mais saviez-vous que faire de l'exercice régulièrement peut aider à prévenir certaines maladies oculaires?

Les avantages de mener un mode de vie équilibré sont nombreux. Lorsque vous choisissez d'avoir un mode de vie sain, vous prenez le contrôle de l'ensemble de votre santé physique. Vous remarquerez aussi que vous vous sentez mieux à d'autres égards : vous disposez de l'énergie et de la vitalité nécessaires pour mener une vie heureuse et bien remplie. Nos recommandations sur le mode de vie visant à prévenir les maladies oculaires favoriseront également une bonne santé générale à long terme.

Nos patients nous demandent tous les jours comment ils peuvent protéger leur vision. Ce chapitre explique comment vos décisions liées à votre mode de vie peuvent être bénéfiques pour vos yeux et votre vie au quotidien.

Exposition à la lumière ultraviolette et à la lumière bleue

Le soleil et certains types de lampes (comme celles utilisées dans les lits de bronzage) émettent des rayons ultraviolets. Les chercheurs ont constaté que la surexposition à la lumière ultraviolette peut provoquer les cataractes, la dégénérescence maculaire liée à l'âge (DMLA), le cancer de la peau, les coups de soleil et le vieillissement prématuré de la peau. Santé Canada recommande d'éviter la surexposition à la lumière ultraviolette et aux lits de bronzage, de porter des lunettes de soleil et d'utiliser un écran solaire afin de se protéger contre les effets nocifs de la lumière ultraviolette.[68]

La lumière bleue (courte longueur d'onde visible de la lumière) provoque un stress oxydatif de la rétine. Ceci touche tout particulièrement les personnes ayant moins de pigments maculaires, de lutéine et de zéaxanthine. Les personnes dont l'iris est pâle, les personnes ayant une DMLA, et celles ayant une prédisposition à la DMLA sont plus sensibles aux effets nocifs de la lumière bleue.[69]

Lumière ultraviolette, lumière bleue et maladies oculaires

Une vaste étude européenne a révélé une interaction importante entre la lumière bleue et la croissance de nouveaux vaisseaux sanguins de la rétine chez les patients ayant une DMLA précoce et de faibles niveaux d'antioxydants. Ces constatations renforcent la théorie voulant que l'alimentation et le mode vie sont tous deux importants dans la prévention des maladies oculaires. Une autre étude significative a révélé que l'exposition au soleil dans la vie des jeunes adultes est associée à l'apparition de la DMLA précoce.[70]

Lumière ultraviolette et état général de santé

La surexposition à la lumière ultraviolette peut provoquer le cancer de la peau, des coups de soleil et le vieillissement cutané prématuré.

Sachez que :

Les cristallins des yeux des bébés, des enfants et des jeunes adultes sont plus transparents et leur peau est plus sensible. C'est pourquoi ils risquent davantage de subir les effets nocifs de la surexposition à la lumière ultraviolette. Les effets de la surexposition à la lumière ultraviolette à un âge plus jeune peuvent ne se manifester que plus tard dans la vie.[71]

À 20 ans, une personne moyenne a reçu 80 % l'exposition aux ultraviolets tolérable à vie. C'est pourquoi il est essentiel de protéger les yeux de nos enfants du soleil, en commençant dès leur naissance et en continuant au cours de leur enfance.

Exposition aux ultraviolets

Lunettes de soleil

Quand vient le temps de choisir des lunettes de soleil, les possibilités sont infinies. Les choix peuvent être une source de confusion si vous ne disposez pas de certains renseignements généraux importants. Les lentilles ne sont pas toutes équivalentes en termes de protection contre la lumière ultraviolette et la lumière bleue. La qualité optique des lentilles, le degré de protection et la longévité de cette protection varient grandement. Voici quelques conseils utiles :

Lumière visible et lumière ultraviolette
Le spectre de la lumière est catégorisé par la longueur d'onde. Si la lumière se situe dans le spectre visible, les longueurs d'onde déterminent sa couleur. Si elle se situe dans la gamme des ultraviolets, ces longueurs d'onde déterminent sa catégorie d'ultraviolets (A, B ou C).

Longueur d'onde de la lumière bleue
La longueur d'onde de la lumière bleue peut endommager la rétine, menant à la DMLA et à une vision embrouillée.

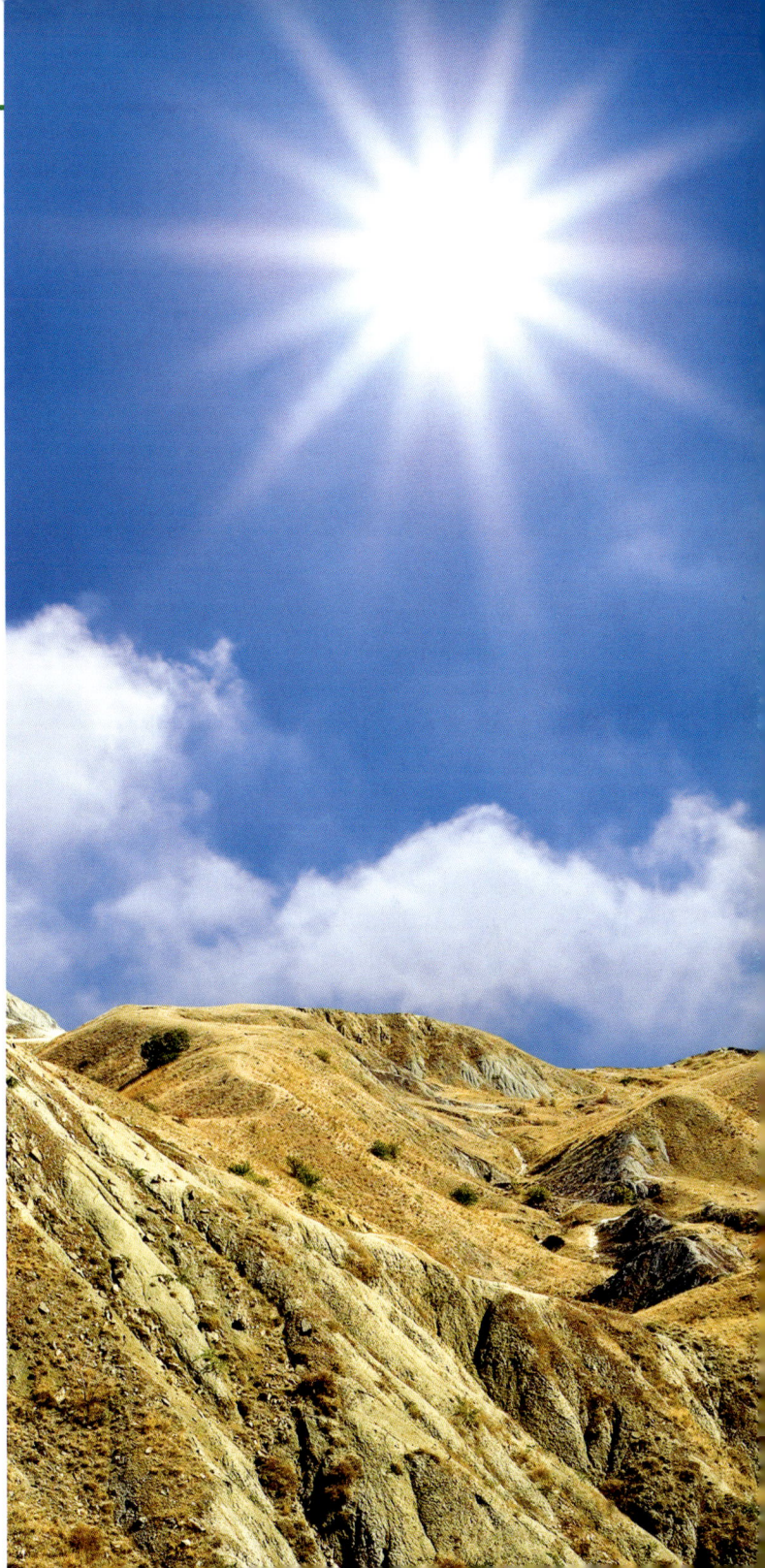

Sortes d'éblouissement

L'éblouissement direct est la lumière intense provenant directement soleil et de sa réflexion par les objets et le sol. *L'éblouissement réfléchi* est produit par une surface plane, lisse et brillante, comme un pare-brise d'automobile, la surface d'un lac, ou les flaques d'eau sur la route. L'éblouissement rebondissant vous atteint par le côté et l'arrière, étant réfléchi par la surface arrière des lentilles de vos lunettes.

La différence entre une paire de lunettes de soleil d'excellente qualité et une de qualité médiocre ou bon marché se mesure par la protection contre les ultraviolets qu'elle apporte et par la façon dont elle filtre la lumière bleue. La norme d'excellence des lunettes de soleil pour ce qui est de la protection contre les rayons ultraviolets est l'« UV 400 », qui protège contre les catégories d'ultraviolets A, B et C. (Il peut être utile de se rappeler que les ultraviolets A (UVA) sont liés au vieillissement, les ultraviolets B (UVB) aux brûlures, et les ultraviolets C (UVC) au cancer.

De plus, les scientifiques ont récemment découvert que la lumière bleue visible a également des effets néfastes sur les yeux; une protection solaire optimale doit donc comprendre un filtre bleu sélectif.[72] Les lentilles dotées d'un filtre « Blue Blocker » autrefois répandues bloquaient tous les rayons bleus de la lumière et malheureusement, elles changeaient également la qualité des couleurs perçues à travers les lunettes.

Caractéristiques des lentilles

1. La couleur ou la teinte des lentilles des lunettes de soleil n'affectent pas leur protection contre les ultraviolets (UV) et la lumière bleue. En réalité, vous pouvez obtenir un revêtement clair UV 400 sur vos lentilles. Les lunettes de soleil UV 400 de bas de gamme ont un revêtement par pulvérisation qui s'use au nettoyage, vous donnant un sens erroné de sécurité, et ce ne sont pas toutes les marques de lentilles qui sont dotées de filtres contre la lumière bleue. Une paire de lunettes de soleil de qualité filtre la lumière bleue, aussi bien que la lumière ultraviolette. Bien qu'elles absorbent quand même l'énergie dommageable de la lumière bleue, ces lunettes vous permettent d'apprécier les couleurs normalement.
2. Un miroir sur l'avant de vos lunettes élimine la majorité de l'éblouissement direct, essentiellement en le réfléchissant. La lentille vous empêche de plisser les yeux au soleil.
3. Un filtre polarisé intégré à vos lunettes de soleil élimine l'éblouissement réfléchi par la route, l'eau, les pare-brise et

d'autres surfaces planes et brillantes. Avec des lentilles polarisées, vous pouvez voir sous la surface de l'eau; elles sont donc idéales pour la pêche.

4. Le traitement antireflet sur la face interne de la lentille empêche la lumière de réfléchir sur cette dernière. Cette caractéristique réduit l'éblouissement.

5. Une lentille photochromique s'ajuste aux conditions d'éclairage, s'assombrissant à mesure que la lumière devient plus intense. Une lentille photochromique est activée par les rayons ultraviolets (UV), de sorte que la lentille ne change pas autant pendant que vous êtes à l'intérieur d'un véhicule.

6. Les lentilles en plastique d'excellente qualité résistent aux chocs, elles sont légères et traitées d'un revêtement anti-égratignures. Elles ont une optique de haute qualité pour une vision plus nette.

7. Les lentilles de verre sont plus lourdes, plus résistantes aux égratignures, et elles offrent une optique nette et précise. Étant donné qu'elles ne résistent pas aux chocs et qu'elles peuvent se briser en éclats, elles ne conviennent pas à l'activité sportive.

8. Vous pouvez choisir la couleur de la teinte de vos lunettes de soleil en fonction de vos besoins visuels, de leur utilisation prévue et de votre préférence personnelle. Les teintes brunes augmentent le contraste, alors que les teintes avec des couleurs grises ne changent pas la perception des couleurs.

9. Des teintes spéciales sont disponibles pour divers sports et activités. Vous pouvez notamment vous procurer des lentilles qui optimisent votre vision pour le tennis, le golf, la chasse et la pêche.

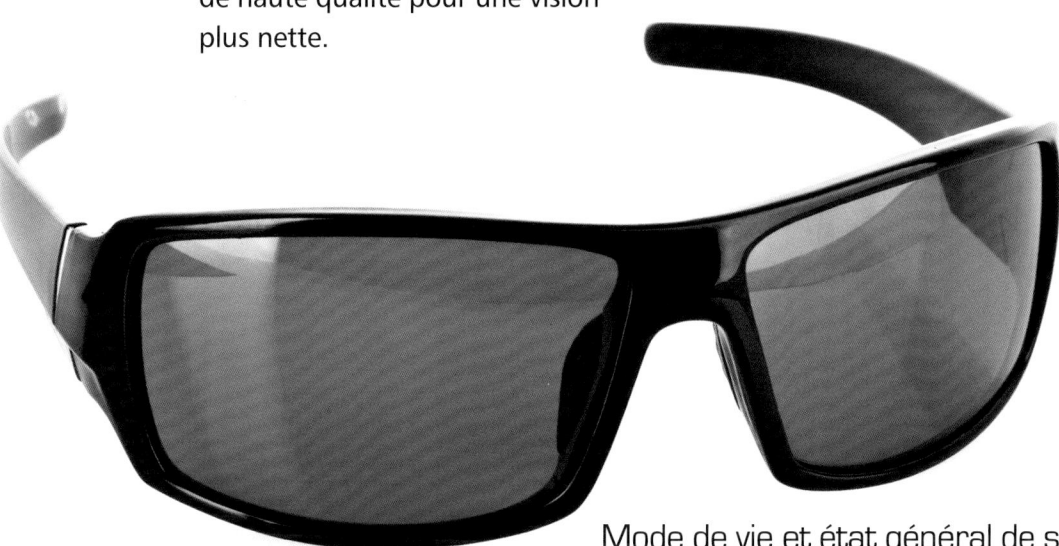

Mode de vie et état général de santé   Chapitre 4

Montures des lunettes de soleil

1. Lorsqu'on choisit une monture de lunettes de soleil, l'essentiel à considérer est leur ajustement. La monture devrait s'ajuster près de vos yeux et de votre visage afin de réduire l'entrée de l'éblouissement rebondissant. La monture doit être assez grosse afin de procurer la couverture et la protection appropriées pour vos yeux.
2. La plupart des lunettes de soleil de qualité peuvent être obtenues avec votre propre ordonnance; ainsi, nul besoin de porter deux paires de lunettes l'une par dessus l'autre.
3. Le clip solaire est offert pour la plupart des lunettes d'ordonnance. Bien qu'il représente un compromis acceptable, il alourdit vos lunettes, les faisant glisser sur votre nez. De plus, il y a une réflexion interne entre les deux paires de lentilles, ce qui diminue la qualité de votre vision. Utilisée fréquemment, l'agrafe peut écailler la peinture de votre monture.
4. Si vous choisissez un clip solaire ou une lentille photochromatique, vous devriez savoir que la lumière vous atteindra quand même autour de la monture. Cela est attribuable au fait que les lunettes régulières sont habituellement plus petites et plus planes que les lunettes de soleil, et qu'elles ne s'ajustent pas aussi près de votre visage.

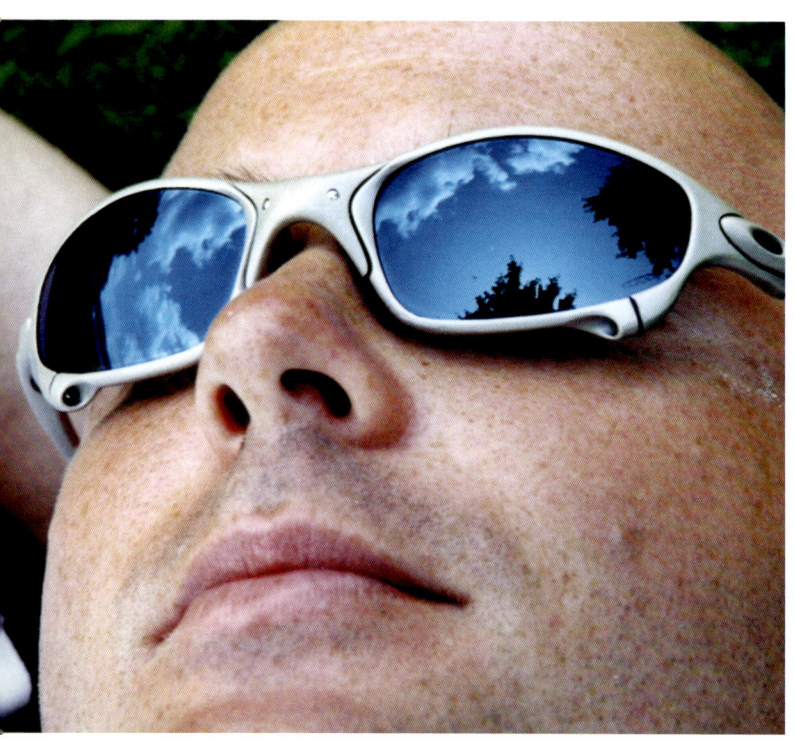

Deuxième partie   Les détails

EN RÉSUMÉ

Demandez à un professionnel de vous aider à choisir vos lunettes de soleil.

Étant donné que diverses options s'offrent à vous, vous trouverez utile de consulter un expert lorsque vous tentez de choisir les lunettes de soleil qui conviennent le mieux à vos besoins. Faites un peu de recherche à l'avance, de sorte que vous ayez une bonne idée de vos préférences, puis consultez votre opticien ou votre optométriste pour obtenir de l'assistance. Il ou elle sera en mesure de vous recommander la paire idéale pour vous.

Le meilleur moyen de voir clairement et sans distorsion, est d'avoir une paire de lunettes de soleil d'ordonnance polarisées.

Ces lunettes éliminent 100 pour cent de la lumière ultraviolette, filtrent la lumière bleue, réduisent l'éblouissement, et restent sombres lorsque vous conduisez votre voiture.

Mode de vie et état général de santé   Chapitre 4

Tabagisme

Les effets dangereux du tabagisme ont été démontrés depuis fort longtemps. La majorité des gens sont bien au courant du fait que le tabagisme accroît énormément le risque de cancer et de maladies du cœur, mais d'autres parties du corps sont également affectées par la cigarette. Des études scientifiques montrent que le tabagisme est le facteur de risque modifiable le plus important de la dégénérescence maculaire liée à l'âge (DMLA).[73]

Tabagisme et maladies oculaires
Le tabagisme est le facteur de risque modifiable numéro un dans la prévention de la dégénérescence maculaire liée à l'âge (DMLA). Les scientifiques ont découvert que, comparativement aux gens qui n'ont jamais fumé, le risque sur 15 ans de développer une DMLA précoce ou progressive est 45 pour cent plus élevé pour les fumeurs actuels.[74]

Tabagisme et état général de la santé
La recherche montre qu'il y a un lien direct entre le tabagisme et le développement du cancer et des maladies cardiaques.

Sachez que :
Une étude a découvert que les fumeurs actuels et les anciens fumeurs récents qui prenaient une dose élevée de suppléments de bêta-carotène présentaient un risque accru de contracter le cancer des poumons. Il est recommandé aux fumeurs de ne pas prendre de suppléments contenant du bêta carotène, bien que le bêta carotène présent dans les aliments soit considéré comme étant sécuritaire.[75] La majorité des fabricants de vitamines pour les yeux ont lancé des produits sans bêta carotène ou ont retiré le bêta carotène de leurs préparations. L'étude AREDS-2 (deuxième phase de l'étude américaine sur les maladies liées au vieillissement) évalue présentement les préparations sans bêta carotène.

Santé Canada recommande :
- Consultez http://www.hc-sc.gc.ca/hc-ps/tobac-tabac/quit-cesser/index-fra.php afin d'obtenir de l'aide pour cesser de fumer.[76]

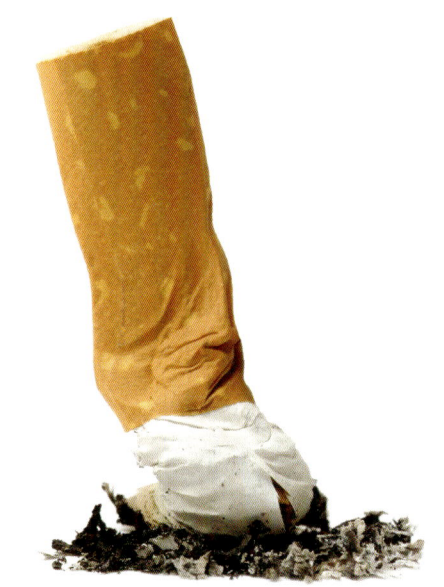

Indice de masse corporelle (IMC) et tour de taille :

Santé Canada recommande de maintenir un poids santé afin de prévenir des maladies chroniques et d'améliorer votre état général de santé. L'Organisation mondiale de la Santé (OMS) et Santé Canada reconnaissent l'indice de masse corporelle (IMC) et le tour de taille comme les deux mesures qu'utilisent les professionnels pour aider à déterminer le risque d'une personne à développer des maladies associées à l'embonpoint. (Veuillez noter que ces outils ne s'appliquent pas aux enfants âgés de moins de 18 ans, ni aux femmes enceintes et aux femmes qui allaitent).[77]

Indice de masse corporelle (IMC)

L'indice de masse corporelle (IMC) est le ratio du poids par rapport à la taille. Vous pouvez calculer votre IMC en consultant le tableau d'IMC en ligne, ou en utilisant la formule IMC = poids (kg)/taille (m)^2. Un IMC normal se situe entre 18,5 et 24,9. Un IMC supérieur à 25 se trouve dans la catégorie excès de poids, et un IMC supérieur à 30 est dans la catégorie obésité. Les personnes dans les catégories excès de poids ou obésité ont un risque plus élevé de développer des problèmes de santé.[78]

Tour de taille

Le tour de taille est un indicateur d'obésité abdominale et se rapporte à un corps en forme de pomme. Santé Canada reconnaît que les hommes ayant un tour de taille supérieur à 40 pouces, et que les femmes ayant un tour de taille supérieur à 35 pouces ont un risque accru de contracter certaines maladies chroniques.[79]

Indice de masse corporelle (IMC), tour de taille et maladies oculaires

Un indice de masse corporelle (IMC) supérieur à la normale peut être associé à un risque accru de dégénérescence maculaire liée à l'âge (DMLA). Un tour de taille ou un rapport taille/hanches plus élevé peut accroître la probabilité de progression de la DMLA.[80]

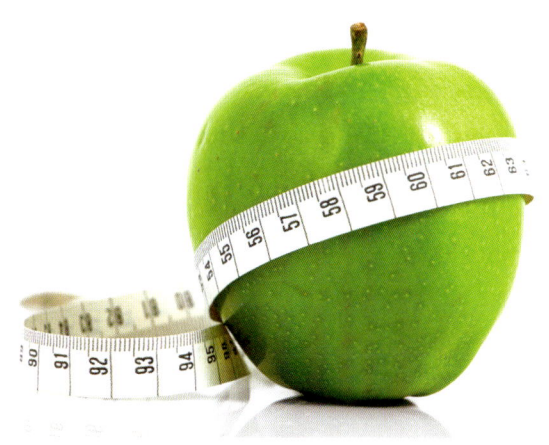

Mode de vie et état général de santé   Chapitre 4

Activité physique

L'activité physique est essentielle à un mode de vie équilibré. Nous connaissons tous les avantages à long terme de l'exercice et de l'activité physique pour la santé, mais si vous intégrez régulièrement l'activité physique à votre mode de vie, vous vous sentirez plus jeune, plus vigoureux et plus énergique dès maintenant.

Faites de l'exercice tous les jours
Faites une promenade ou appréciez le paysage lors d'une randonnée à vélo. L'activité physique stimule la circulation sanguine en nourrissant et en détoxifiant vos cellules. L'exercice est bénéfique pour votre cœur et vos artères et, par conséquent, pour vos yeux et votre vision.

L'activité physique et les maladies oculaires
Nous recommandons de faire de l'activité physique régulièrement dans le cadre du mode de vie aliments pour les yeux. Les scientifiques croient que le fait de faire de l'exercice au moins trois fois par semaine peut ralentir la progression de la dégénérescence maculaire liée l'âge (DMLA).[81]

L'activité physique et l'état général de santé
L'accroissement de l'activité physique peut diminuer le risque de maladies cardiovasculaires et d'accident vasculaire cérébral (AVC). D'autres avantages pour la santé de l'activité physique régulière comprennent le contrôle du poids, des muscles et des os plus robustes, une réduction du stress, ainsi qu'une énergie et une vitalité accrues.[82]

> **L'Agence de la santé publique du Canada recommande :**
> - Adultes : 2 heures et demie d'activité physique d'intensité modérée à intense par semaine.
> - Enfants et jeunes : 60 minutes d'activité physique d'intensité modérée à intense par jour
> - Si vous avez des préoccupations concernant votre santé, consultez votre médecin avant de commencer un nouveau programme d'exercice.

Dégénérescence maculaire liée à l'âge (DMLA) et maladies cardiovasculaires

Les études scientifiques actuelles montrent une relation entre la DMLA et les maladies cardiovasculaires. La DMLA et les maladies cardiovasculaires ont en commun les mêmes facteurs de risque, y compris l'âge, le tabagisme, les niveaux d'antioxydants, l'activité physique, l'indice de masse corporelle (IMC) et le tour de taille.

Une étude publiée en 2006 sur le lien entre les maladies cardiovasculaires et la DMLA a montré que les patients atteints de DMLA ont un risque accru d'accident vasculaire cérébral, et ce, indépendamment des autres facteurs de risque d'AVC. Une autre étude a montré que les gens de 49 à 75 ans atteints de DMLA ont un risque à long terme plus élevé de présenter de graves complications dues aux maladies cardiovasculaires et aux accidents vasculaires cérébraux.[83]

Modes de vie bons pour les yeux et bons pour le cœur : Il y a de nombreuses similitudes entre les modes de vie bons pour les yeux et bons pour le cœur: bonne alimentation, activité physique et ne pas fumer. Des études scientifiques actuelles commencent à montrer la relation entre les maladies cardiovasculaires et la dégénérescence maculaire liée à l'âge (DMLA). La recherche faite sur chacune de ces maladies indépendamment révèle des résultats similaires depuis de nombreuses années.

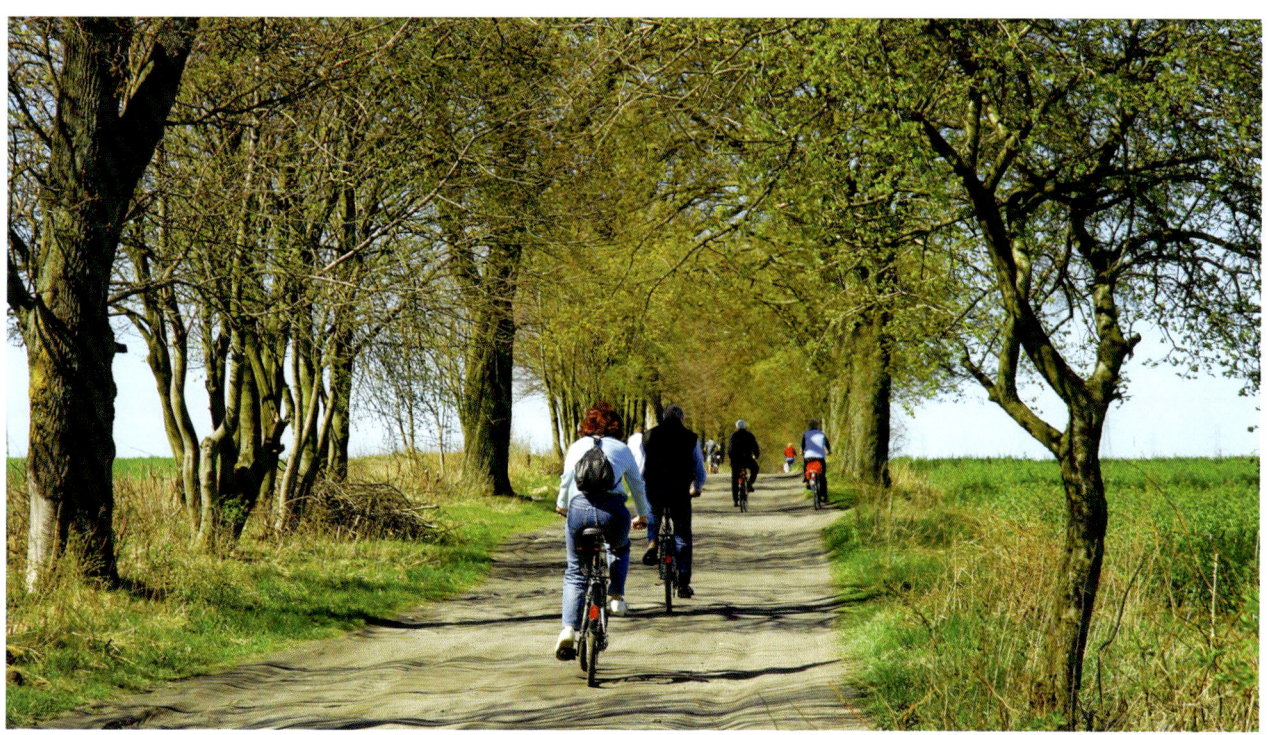

Des yeux, un cœur et un corps en santé.

Mode de vie et état général de santé   Chapitre 4

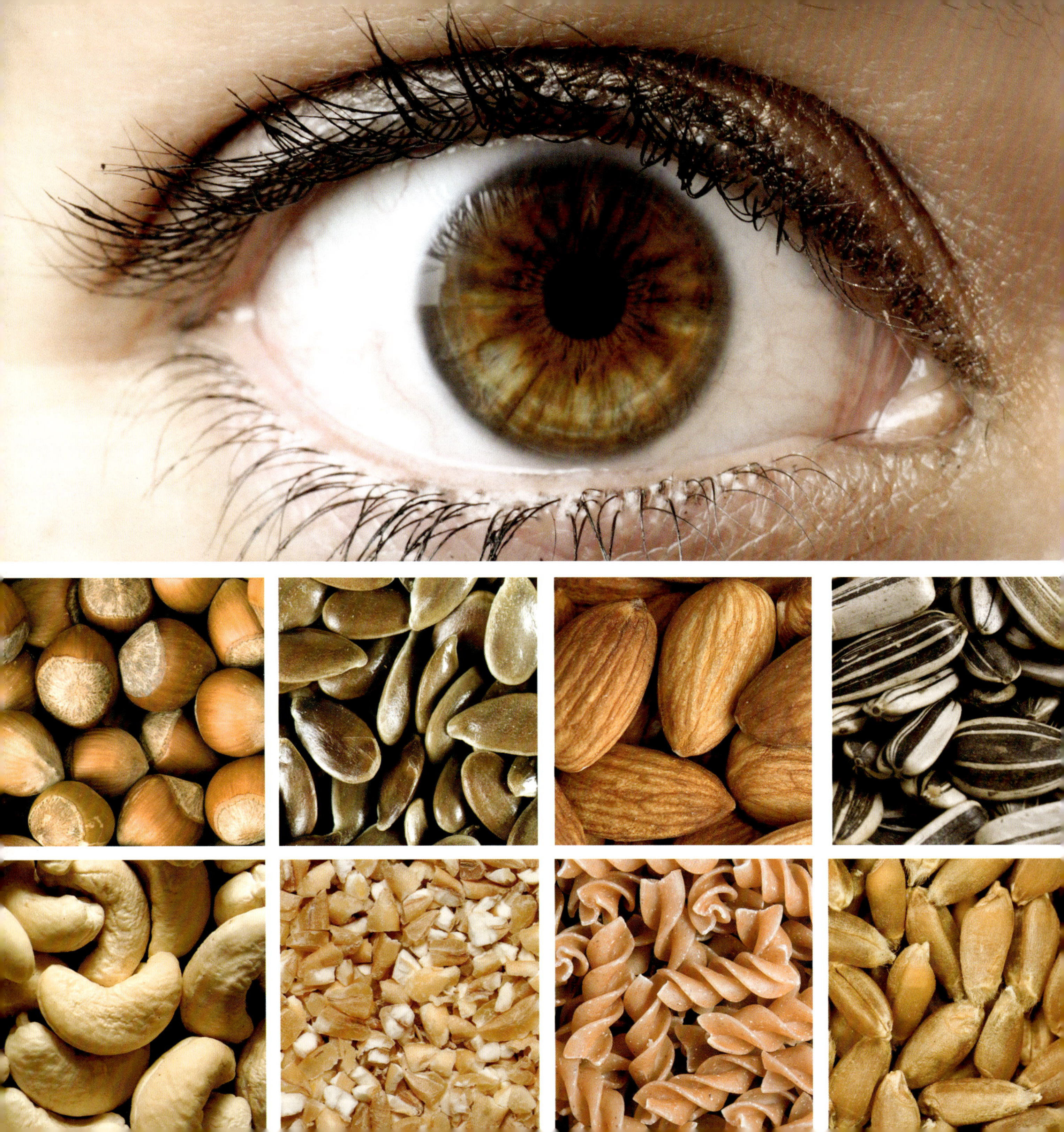

Troisième partie
Le programme

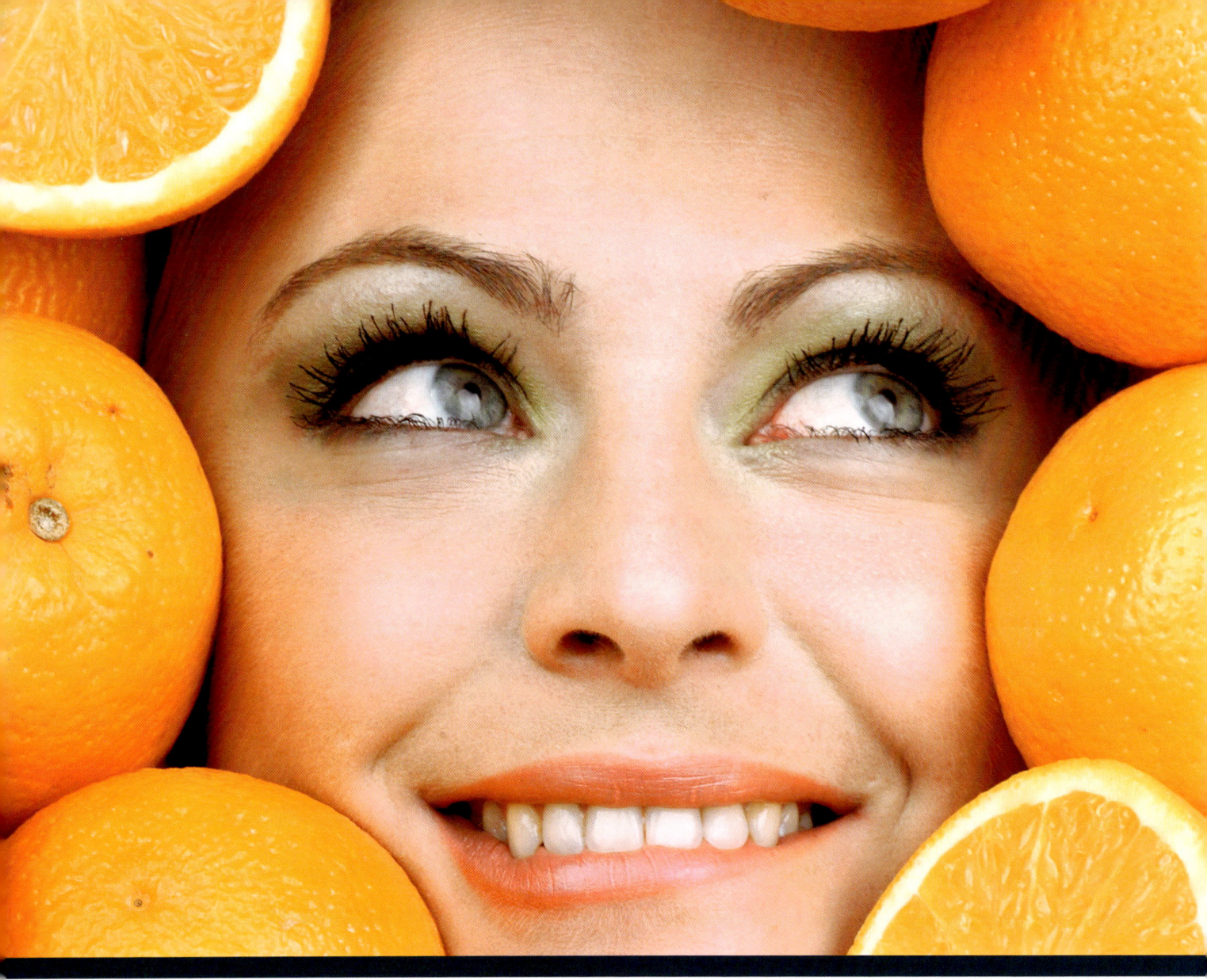

Nous avons mis au point le programme aliments pour les yeux basé sur la recherche scientifique liée à la nutrition et à la santé oculaire. Le programme aliments pour les yeux vous offrira une façon simple d'intégrer dans votre vie les recommandations pour un mode vie avec les aliments pour les yeux.

Chapitre 5
Le programme aliments pour les yeux

Dans les chapitres précédents, nous avons discuté des choix alimentaires et de mode de vie qui peuvent réduire le risque de contracter la dégénérescence maculaire liée à l'âge (DMLA), les cataractes, le syndrome de sécheresse oculaire et les affections des paupières. Nous avons déterminé les éléments nutritifs qui offrent la meilleure protection contre les maladies oculaires, et présenté les aliments qui en contiennent le plus: les aliments pour les yeux. Dans le présent chapitre, nous offrons le programme aliments pour les yeux, une façon simple d'intégrer ces aliments dans votre vie.

Le programme aliments pour les yeux décrit les objectifs hebdomadaires des aliments pour les yeux, il offre des moyens simples d'identifier la portion, et vous procure un plan de suivi de votre consommation hebdomadaire d'aliments pour les yeux. Le programme offre également des directives au sujet d'autres aspects du mode de vie importants pour la santé oculaire, notamment les suppléments pour les yeux, la protection solaire, l'absence de tabac, l'exercice et la gestion du poids.

Suivre le *programme aliments pour les yeux* vous aidera à prévenir les maladies oculaires et à maintenir un corps sain et vigoureux. Comme nous l'avons expliqué dans les chapitres précédents, le programme aliments pour les yeux peut également vous aider à réduire votre risque de contracter d'autres maladies chroniques. Il est une excellente façon de compléter un programme alimentaire et un mode de vie sains.

Dans notre monde moderne, il semble qu'un choix infini de ressources sur la santé s'offre à nous, plus particulièrement par le biais des médias et sur le Web. Ces recommandations et rapports divers peuvent semer la confusion. Les thèmes de santé abordés dans les médias entrent parfois en conflit avec les recommandations que vous pourriez avoir reçues de votre propre professionnel de la santé. Sachez que les renseignements publiés sur la santé ne sont pas tous exacts. Les renseignements sur la santé doivent provenir de sources fiables dont les conclusions sont étayées par des recherches scientifiques correctes. La recherche scientifique devrait être la base de toute publication ou recommandation relative à la santé.

De nombreuses publications d'organismes gouvernementaux, de fondations en soins de santé et d'universités contiennent des renseignements fiables. Lorsque nous avons élaboré le programme aliments pour les yeux, nous avons consulté les recommandations de mode de vie et d'alimentation du Guide alimentaire canadien et de la Société canadienne du cancer, ainsi que les études scientifiques actuelles dans le domaine de la nutrition et de la santé oculaire.[84] De plus, une diététiste a examiné et vérifié les renseignements du programme aliments pour les yeux.

Le *programme aliments pour les yeux* doit faire partie d'un mode de vie sain. Vous aurez besoin de consommer plus d'aliments chaque semaine que ce que nous recommandons dans le programme aliments pour les yeux. Pour compléter votre apport alimentaire, veuillez suivre les directives énoncées dans le Guide alimentaire canadien.

Objectifs hebdomadaires

Après un examen attentif des études scientifiques, nous avons identifié les éléments nutritifs les plus importants pour la prévention des maladies oculaires. Afin de déterminer l'apport recommandé de chacun de ces éléments nutritifs du programme aliments pour les yeux, nous avons accordé une attention particulière à l'Étude américaine AREDS sur les maladies des yeux liées au vieillissement (Age-Related Eye Disease Study – AREDS) et aux apports nutritionnels de référence, conformément aux recommandations de Santé Canada.[85] Nous avons également étudié les valeurs des éléments nutritifs de centaines d'aliments entiers, et ensuite la manière dont un programme alimentaire sain pourrait inclure ces éléments nutritifs. Le programme aliments pour les yeux n'est pas censé remplacer une vitamine oculaire pour les personnes qui présentent un risque élevé de maladies oculaires, ou qui ont déjà été diagnostiquées comme étant atteintes d'une maladie oculaire. Ce programme constitue plutôt une ligne de conduite que l'on recommande d'adopter pour mener un mode de vie qui favorise la santé oculaire et un bien-être physique général.

Objectifs en éléments nutritifs d'aliments pour les yeux : Les études scientifiques ont montré que les éléments nutritifs suivants peuvent aider à prévenir les maladies oculaires. Le programme aliments pour les yeux comprend tous ces éléments nutritifs.

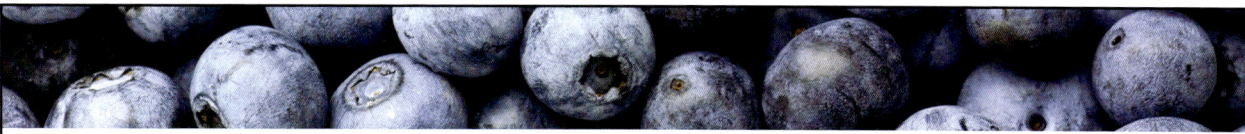

Objectifs en éléments nutritifs d'aliments pour les yeux		
Éléments nutritifs	**Objectif quotidien en aliments pour les yeux**	**Objectif hebdomadaire en aliments pour les yeux**
Lutéine et zéaxanthine	10 mg	70 mg
Vitamine C	350 mg	2 450 mg
Acides gras oméga-3 du poisson (DHA/EPA)	850 mg	5 950 mg
Acides gras oméga-3 des végétaux (ALA)	1 600 mg	11 200 mg
Bêta-carotène	10 mg	70 mg
Vitamine E	15 mg	105 mg
Zinc	10 mg	70 mg
Fibres	30 grams	210 grams

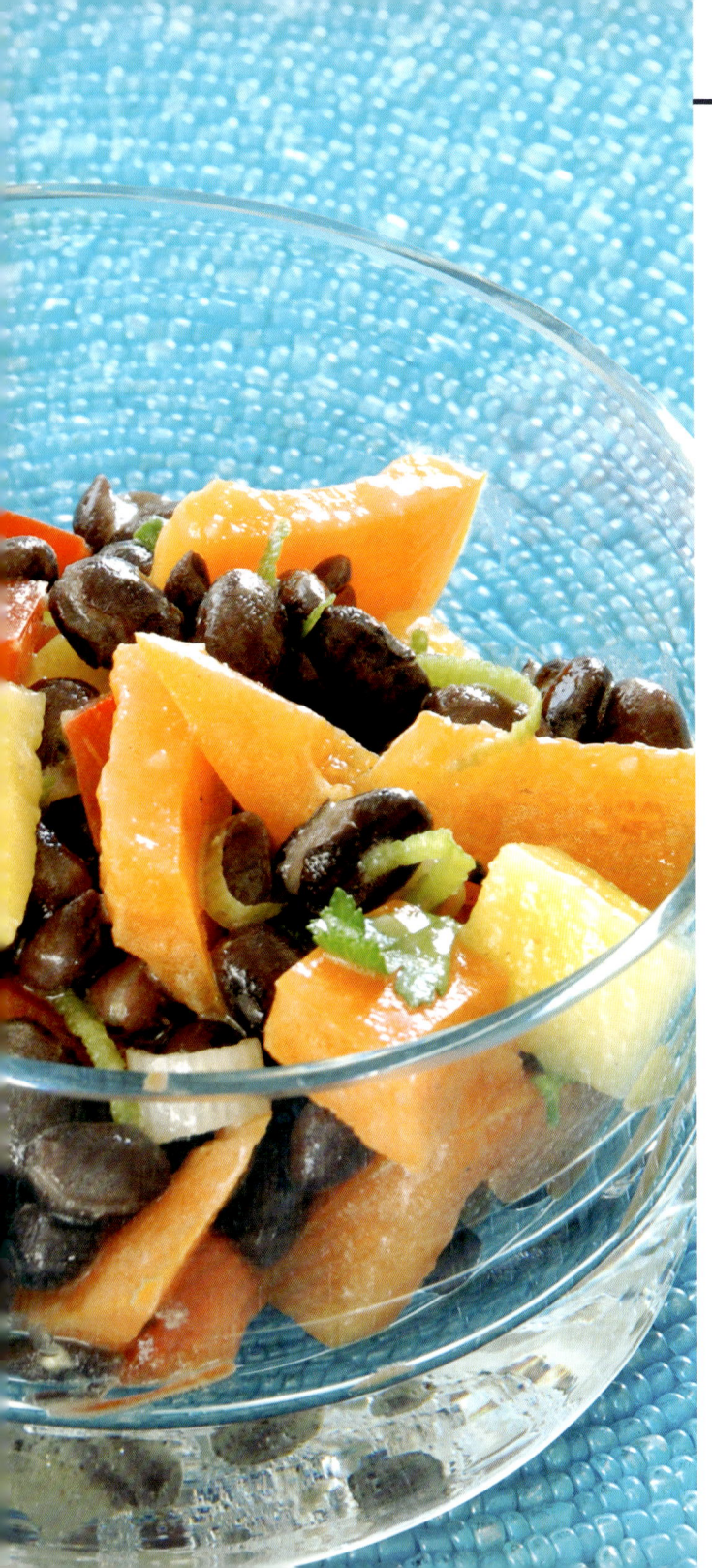

Le programme nutritionnel aliments pour les yeux répond à tous les objectifs hebdomadaires, sauf celui du zinc. En plus de suivre le programme nutritionnel aliments pour les yeux, il faut ajouter à votre régime alimentaire des grains entiers et des produits laitiers ou substituts du Guide alimentaire canadien. Ces aliments supplémentaires vous aident à atteindre votre objectif de consommation de zinc.

Portions

La majorité des programmes de nutrition suggèrent des portions qui peuvent semer la confusion. Lorsqu'on suit un programme en matière de nutrition, la portion adéquate est importante afin d'assurer que vous obteniez suffisamment d'éléments nutritifs recommandés de chaque aliment. Le programme nutritionnel aliments pour les yeux recommande des portions qui vous permettent d'obtenir les bienfaits sur la santé de chaque aliment, tout en maintenant un contrôle des portions approprié.

En raison de notre emploi du temps chargé, nous n'avons généralement pas le temps de peser ni de mesurer chaque aliment que nous consommons afin de déterminer la quantité adéquate des portions. Le tableau qui suit offre des directives simples que vous pouvez utiliser pour déterminer rapidement la portion à servir de certains aliments.

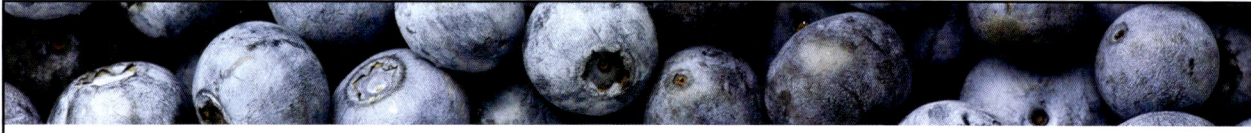

Aliments	Portions	Conseils pratiques
Légumes à feuilles vertes crus	1 tasse	1 grande poignée
Autres légumes	½ tasse	Taille d'un petit citron
Fruits	1 fruit moyen ou ½ tasse	Taille d'un petit citron
Poisson et viandes maigres	100 grammes	Taille d'un jeu de cartes
Noix	16 grammes	1 petite poignée
Grains entiers	½ tasse de grains entiers cuits ou 1 tranche de pain mince	Taille d'un petit citron
Huile	1 cuillerée à table	

Programme nutritionnel aliments pour les yeux

Catégorie	Aliments	Objectif
Légumes à feuilles vertes cuits	Kale, épinards, feuilles de pissenlit, bette à cardes et autres légumes à feuilles vertes	Mangez-en ½ tasse deux fois par semaine.
Légumes à feuilles vertes crus	Kale, épinards, radicchio, laitue romaine et autres laitues vert foncé	Mangez-en sept tasses par semaine. Choisissez souvent le kale et les épinards.
Poissons gras	Saumon sauvage, sardines, maquereau, thon et truite arc-en-ciel	Mangez deux portions de saumon sauvage par semaine. Mangez deux portions d'autres poissons par semaine.
Légumes orange cuits	Patates douces, carottes, citrouille en conserve et courge musquée	Mangez-en ½ tasse trois fois par semaine.
Carottes crues	Bâtonnets de carotte, carottes râpées et jus de carotte	Mangez-en ½ tasse trois fois par semaine.
Poivrons orange	Poivrons orange	Mangez ½ poivron quatre fois par semaine.
Légumes verts	Brocoli cru, choux de Bruxelles, pois et haricots verts	Mangez-en ½ tasse sept fois par semaine.
Œufs	Œufs riches en acides gras oméga-3	Mangez deux œufs deux fois par semaine (total quatre œufs par semaine).

Troisième partie   Le programme

Programme nutritionnel aliments pour les yeux

Catégorie	Aliments	Objectif
Fruits	Kiwi, cantaloup, avocat, abricots (sechés ou frais), baies (petits fruits), agrumes et autres fruits	Mangez-en trois portions par jour. (Chaque portion est d'une demi-tasse, ou un fruit de grosseur moyenne ou quatre abricots séchés.)
Jus	Jus d'orange, jus de pomme et jus de citron	Buvez une tasse de jus par jour. Ajoutez deux cuillerées à soupe de jus de citron à de l'eau ou à du thé quotidiennement.
Viandes maigres	Poitrine de dinde et coupes maigres de bœuf	Mangez 400 g de poitrine de dinde et 200 g de bœuf maigre par semaine.
Noix et graines	Aliments pour les yeux : mélange de noix, de graines de lin et de germe de blé	Mangez une petite poignée de *mélange de noix bon pour les yeux*, ainsi qu'une cuillerée à table de graines de lin moulues ou de germe de blé à chaque jour.
Grains entiers	Gruau et céréales de son	Mangez-en ¾ tasse, cinq fois par semaine.
Haricots et lentilles	Haricots noirs, haricots romains, haricots rouges, pois chiches, haricots blancs et lentilles	Mangez ½ tasse de haricots ou de lentilles quatre fois par semaine.
Soja	Edamames	Mangez-en ½ tasse deux fois par semaine.
Huile	Huile d'olive, huile de canola	Deux cuillerées à table d'huile d'olive ou de canola par jour

Aliments	Cochez-les — Programme hebdomadaire
Légumes à feuilles vertes cuits	◉ ◉
Légumes à feuilles vertes crus	◉ ◉ ◉ ◉ ◉ ◉ ◉
Poissons gras	◉ ◉ ◉ ◉
Légumes orange cuits	◉ ◉ ◉
Carottes crues	◉ ◉ ◉
Poivrons orange	◉ ◉ ◉ ◉
Légumes verts	◉ ◉ ◉ ◉ ◉ ◉ ◉
Œufs	◉ ◉ ◉ ◉
Fruits	◉ ◉ ◉ ◉ ◉ ◉ ◉ ◉ ◉ ◉ ◉ ◉ ◉ ◉ ◉ ◉ ◉ ◉ ◉ ◉ ◉
Jus	◉ ◉ ◉ ◉ ◉ ◉
Viandes maigres	◉ ◉ ◉ ◉ ◉ ◉
Noix et graines	◉ ◉ ◉ ◉ ◉ ◉ ◉
Grains entiers	◉ ◉ ◉ ◉ ◉
Fèves et lentilles	◉ ◉ ◉ ◉
Soja (édamames)	◉ ◉
Huile de canola ou d'olive	◉ ◉ ◉ ◉ ◉ ◉ ◉ ◉ ◉ ◉ ◉ ◉

Troisième partie   Le programme

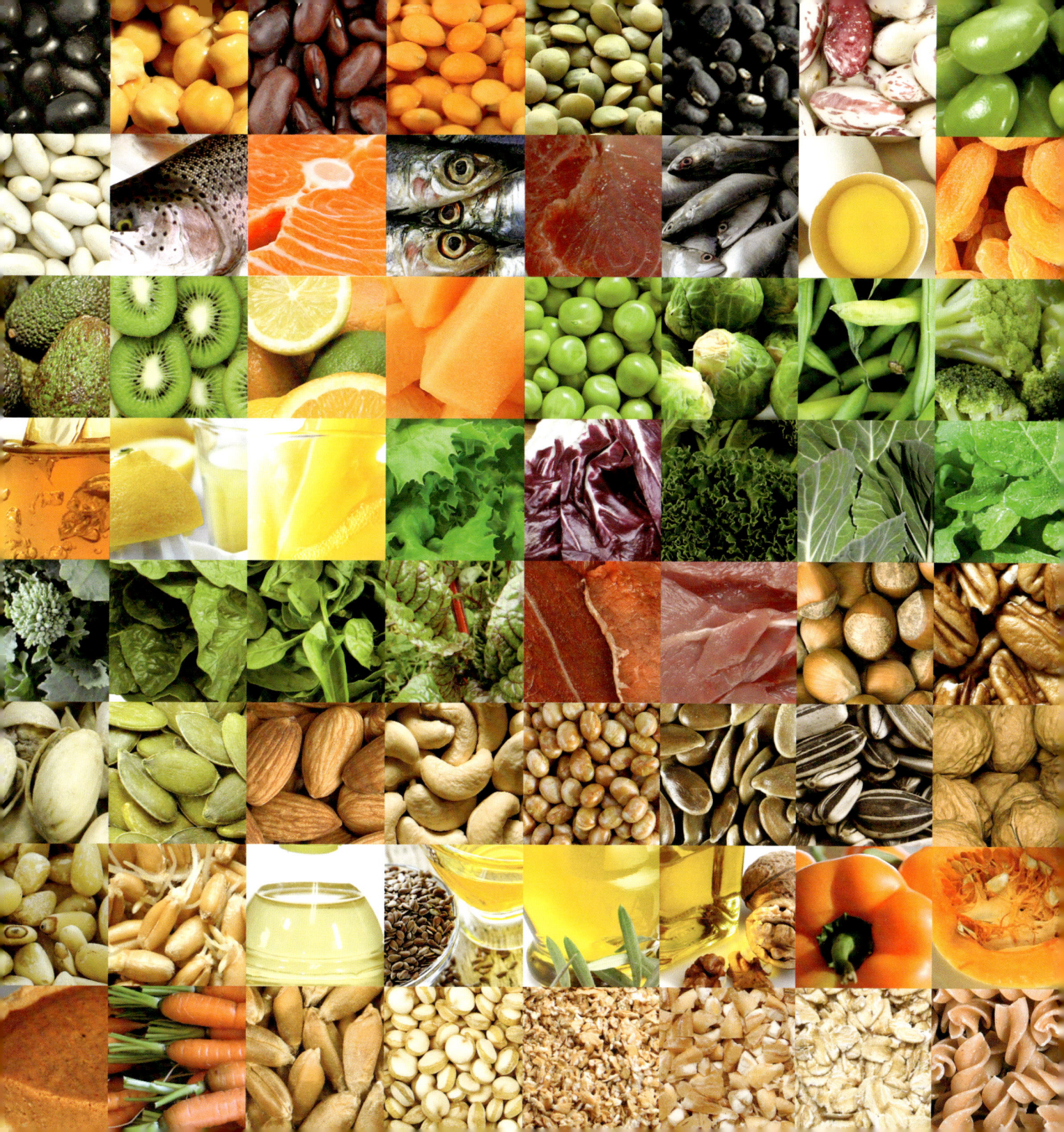

Mode de vie aliments pour les yeux

Suivez le programme nutritionnel des aliments pour les yeux.

Portez des lunettes de soleil de bonne qualité. Consultez votre professionnel des soins de la vue pour des conseils sur le genre de lunettes de soleil qui vous convient le mieux.

Prenez votre santé en main. Utilisez les services d'un professionnel de la vue, d'un médecin de famille et de tout autre professionnel de santé dont vous avez besoin. Visitez-les régulièrement et faites-les travailler en équipe de soutien.

Bougez. Faites de l'exercice tous les jours. Faites une promenade ou balade à vélo, dansez avec votre famille, et initiez-vous à un nouveau sport ou à une nouvelle activité. Cela équilibrera votre vie et vous fera sourire davantage!

Cessez de fumer.[86] Consultez le site Web de Santé Canada ou votre médecin de famille pour obtenir de l'aide.

Prenez une vitamine pour les yeux. Si vous courez le risque de contracter une maladie oculaire, si vous avez une maladie oculaire ou si vous ne pouvez pas atteindre les objectifs du programme aliments pour les yeux par le biais de votre alimentation, prenez une vitamine pour les yeux. Consultez votre optométriste au sujet des suppléments qui correspondent le mieux à vos besoins.

Maintenez un poids santé. Si vous suivez le mode de vie aliments pour les yeux et le programme nutritionnel aliments pour les yeux, vous serez sur la bonne voie pour atteindre cet objectif.

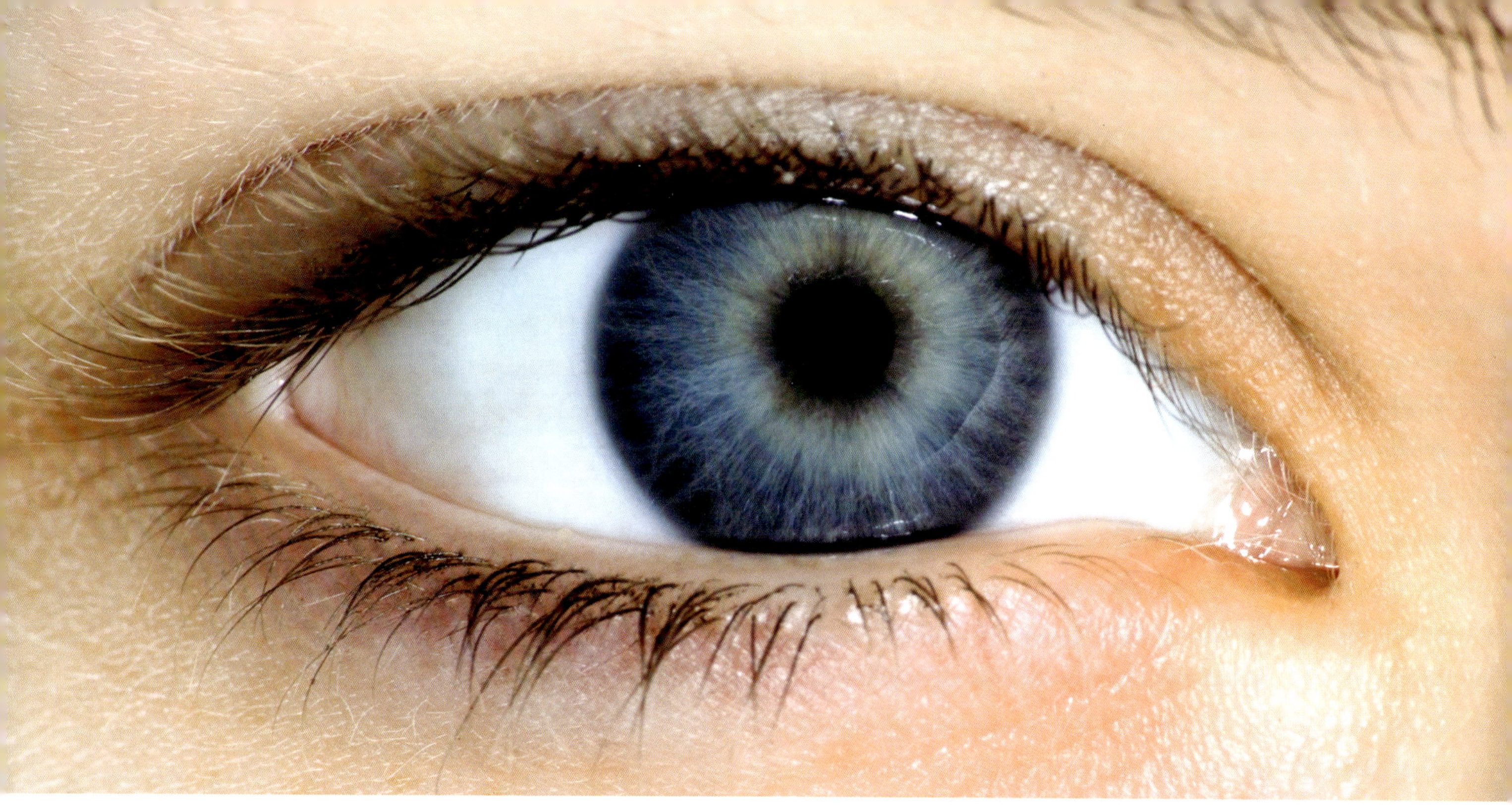

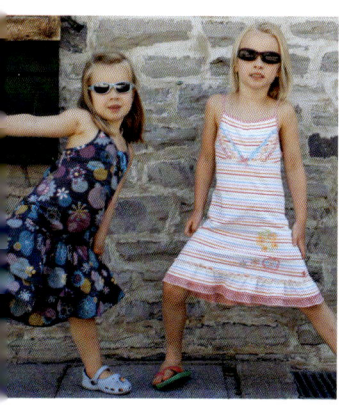
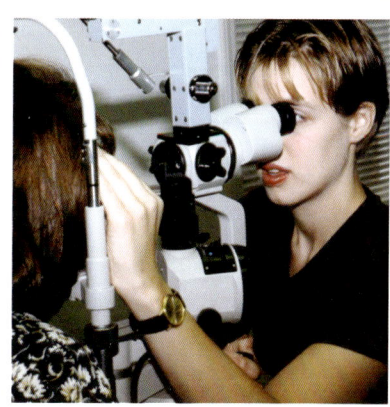
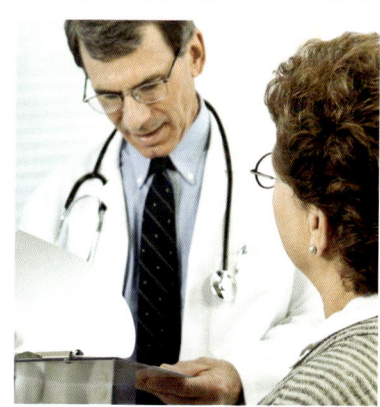
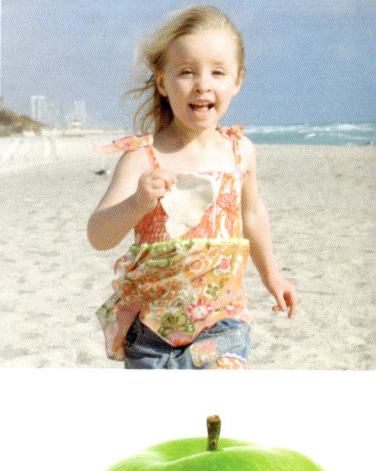
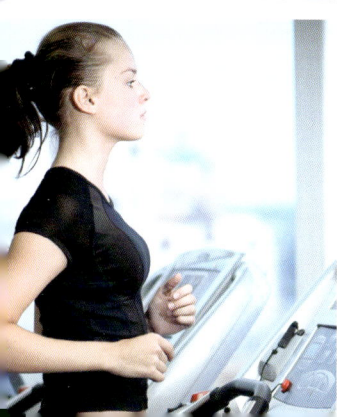
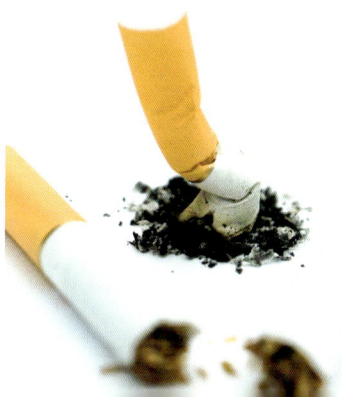
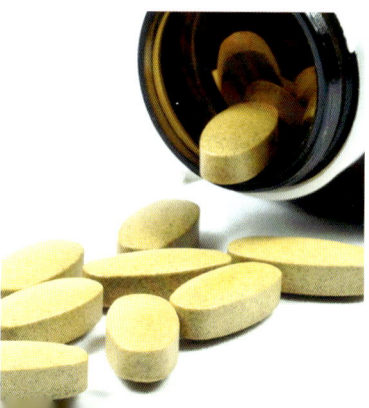
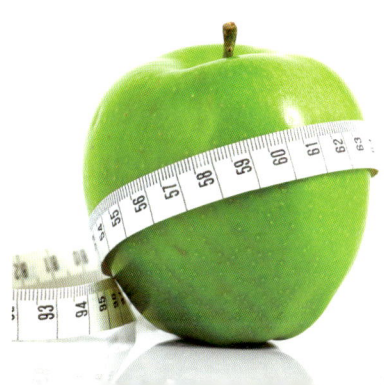

Aliments pour les yeux : à suivre

Le programme nutritionnel et le mode de vie aliments pour les yeux ont pour but de promouvoir des yeux en santé et de réduire le risque de certaines maladies oculaires. Ils sont basés sur des études scientifiques actuelles. Comme dans le cas des renseignements médicaux et sur la santé, de nouvelles recherches scientifiques découvrent constamment d'autres éléments nutritifs et des facteurs du mode de vie qui peuvent aider à combattre les maladies oculaires. En plus des éléments nutritifs que nous recommandons dans le programme aliments pour les yeux, des études scientifiques préliminaires ont démontré que d'autres éléments nutritifs sont liés à la prévention des maladies oculaires.

Recherche émergente[87]

Une étude préliminaire sur le resvératrol, substance présente dans le vin rouge et les peaux des raisins rouges, montre une amélioration possible de la dégénérescence maculaire liée à l'âge (DMLA) lorsqu'il est consommé sous forme de supplément. La majorité des études actuelles sur le resvératrol ont recours à des modèles animaux, ou à un petit nombre de participants humains; des études plus importantes recourant à des sujets humains sont nécessaires afin de confirmer les avantages du resvératrol sur la santé oculaire. Cependant, ces résultats initiaux sont fort prometteurs, et le resvératrol pourrait devenir une substance puissante du combat contre la dégénérescence maculaire liée à l'âge (DMLA), et peut-être, d'autres maladies oculaires.

Les flavonoïdes, classe de composés végétaux, sont connus comme ayant un effet bénéfique dans la prévention du cancer. Les recherches récentes sur les flavonoïdes suggèrent qu'ils sont également avantageux pour les personnes ayant certaines maladies de la rétine.

L'avenir des aliments pour les yeux

Nous nous sommes engagées dans le projet des aliments pour les yeux pour aussi longtemps que nous en serons capables. C'est un engagement à vie, pour ainsi dire. À mesure qu'émergent de nouvelles recherches scientifiques sur la nutrition, le mode de vie, ainsi que sur la santé et les maladies oculaires, nous continuerons de mettre à jour les aliments de base pour les yeux que nous avons présentés dans : *Aliments pour les yeux : Un programme alimentaire pour des yeux en santé*.

Dans les publications à venir sur les aliments pour les yeux, nous examinerons plus à fond les avantages de ces autres éléments nutritifs, au fur et à mesure que l'on fera de nouvelles découvertes. Nous offrirons également de nouvelles façons emballantes (recettes, programmes) pour intégrer les aliments pour les yeux à votre vie.

Remerciements

Nous aimerions remercier nos maris, nos parents et nos familles de leur soutien lors de la rédaction de ce livre. Votre encouragement et vos commentaires se sont avérés inestimables.

Nous remercions tout spécialement nos collaboratrices : Liz, Erin et Rose, qui ont fait preuve d'énormément d'enthousiasme et de professionnalisme en travaillant de concert avec nous à : *Aliments pour les yeux : Un programme alimentaire pour des yeux en santé*. Notre cher projet n'aurait pas été le même sans leur concours.

Remerciements sincères à Henri-Louis St-Martin, M. A., Chantal Nanini, Ph. D. et Gaston Bérubé O.D. pour leur aide précieuse et leurs conseils pour la rédaction de ce livre.

Nous remercions le Dr Andrew Taylor et le Dr Francis Jean pour leurs paroles aimables.

Nous remercions nos patients curieux qui nous ont inspirées à faire de la recherche et à rédiger sur ce sujet qui nous tient tellement à coeur.

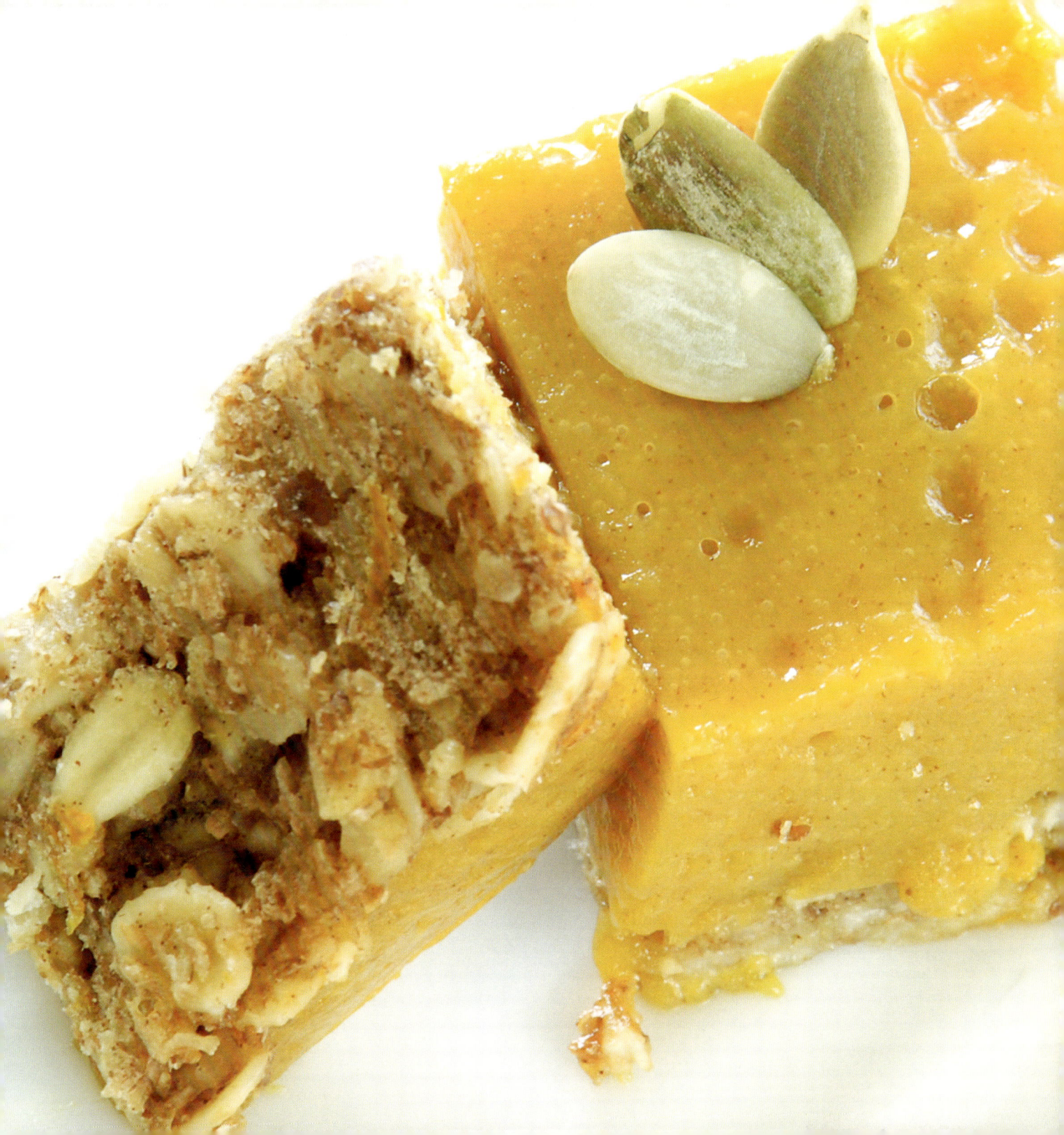

Glossaire

Acide alpha-linolénique (ALA) : Acide gras oméga-3 dérivé d'une plante.

Acide docosahexanoïque (DHA) : Acide gras oméga-3 dérivé de poisson.

Acide eicosapentanoïque (EPA) : Acide gras oméga-3 dérivé de poisson.

Acides gras oméga-3 : Famille d'acides gras non saturés comprenant l'acide eicosapentanoïque (EPA), la déhydroépiandrostérone (DHA) et l'acide alphalinolénique (ALA).

Acides gras oméga-6 : Famille d'acides gras non saturés qui se trouvent dans l'huile végétale, les noix et les graines ainsi que dans d'autres aliments.

Acnée rosacée : Rougeur de la peau du visage provoquée par des centaines de minuscules vaisseaux sanguins dilatés ou inflammés près de la surface de la peau du visage.

Antioxydant : Catégorie de vitamines et d'éléments nutritifs qui contribuent à prévenir l'oxydation dans l'organisme.

Apport maximal tolérable (AMT) : Apport nutritionnel quotidien le plus élevé qui n'entraîne vraisemblablement pas de risque d'effets indésirables sur la santé chez la majorité des gens.

Apport nutritionnel recommandé (ANR) : Apport quotidien moyen d'un élément nutritif suffisant pour satisfaire aux besoins alimentaires de presque toutes les personnes en santé d'un groupe d'âge ou d'un sexe donné.

Apports nutritionnels de référence (ANREF) : Groupe de valeurs de référence publiées par *l'Institute of Medicine* des États-Unis qui sont utiles pour déterminer l'apport adéquat en éléments nutritifs d'une population en santé.

Apport suffisant (AS) : Apport moyen estimatif d'un élément nutritif pour une population en santé.

AREDS (Étude américaine AREDS sur les maladies oculaires liées au vieillissement) : Vaste recherche contrôlée randomisée sur les effets des antioxydants (tels le bêta-carotène, la vitamine C, la vitamine E et le zinc) sur la prévention de la dégénérescence maculaire liée à l'âge (DMLA).

AREDS-2 (Étude américaine AREDS 2 sur les maladies oculaires liées au vieillissement) : Étude continue sur les effets de la lutéine, de la zéaxanthine et des acides gras oméga-3 sur la prévention de la dégénérescence maculaire liée à l'âge(DMLA).

Association canadienne des optométristes : Groupe national représentant les optométristes de tout le Canada.

Bactérie staphylococcique : Bactérie que l'on trouve généralement à la surface des paupières et des cils.

Bêta-carotène : Antioxydant de la famille des caroténoïdes.

Blépharite : État oculaire caractérisé par une inflammation chronique du bord des paupières.

Bouchons méatiques : Dispositifs faits de collagène ou de silicone utilisés dans le traitement du syndrome de sécheresse oculaire pour bloquer les conduits lacrymaux.

Glossaire

Caroténoïde : Pigment naturel qui donne leur couleur aux fruits et aux légumes.

Cataracte : Trouble oculaire caractérisé par l'embrouillement du cristallin de l'œil.

Cataracte corticale antérieure : Brouillage de la surface antérieure du cristallin de l'œil.

Chalazion : Orgelet chronique dans lequel la glande de Meibomius antérieurement infectée devient une masse fibreuse.

Cataracte sous-capsulaire postérieure : Embrouillement ou opacification de la surface arrière du cristallin.

Charge glycémique : La mesure de l'indice glycémique d'un aliment par rapport à sa teneur en glucides.

Chirurgie de la cataracte : Intervention chirurgicale au cours de laquelle on retire le cristallin naturel opaque de l'œil et le remplace par un implant de lentille intraoculaire.

Choroïde : Tissu situé derrière la rétine de l'œil. Elle est la réserve de sang de la rétine.

Couche antireflet : Traitement des lentilles optiques qui élimine la majeure partie de l'éblouissement des lunettes et améliore la performance visuelle.

Dégénérescence maculaire liée à l'âge humide (DMLA humide) : Forme avancée de dégénérescence maculaire liée à l'âge (DMLA) caractérisée par la présence de liquide ou de sang dans la rétine.

Dégénérescence maculaire liée à l'âge (DMLA) : Maladie de la rétine qui entraîne la perte de la vision centrale.

Glossaire

Dégénérescence maculaire sèche liée à l'âge (DMLA sèche) : Une forme de dégénérescence maculaire liée à l'âge (DMLA) caractérisée par la présence de drusen et de modifications des pigments à l'intérieur de la rétine.

Drusen : Calcifications qui se forment dans la rétine. Premier signe de la dégénérescence maculaire liée à l'âge (DMLA).

Éblouissement direct : Éblouissement provenant directement du soleil au dessus et de sa réflexion au dessous.

Éblouissement reflété : Éblouissement produit par des surfaces réfléchissantes planes, lisses et brillantes.

Éclat rebondissant : Reflet de la lumière solaire dans l'œil sur la surface postérieure d'une lentille optique.

Erreur de réfraction : Affection oculaire selon laquelle la lumière n'est pas concentrée directement sur la rétine. C'est le cas de la myopie, de l'hyperopie, de l'astigmatisme, de la presbytie ou d'une combinaison de ces affections.

Fibres : Partie des fruits et des légumes que notre organisme est incapable de digérer. Un apport suffisant en fibres est essentiel pour avoir un programme alimentaire sain.

Fibre insoluble : Composé végétal qui absorbe l'eau par le tube digestif et aide à garder l'intestin en santé.

Fibre soluble : Composé végétal qui se trouve dans les légumineuses, les haricots, l'avoine, l'orge, ainsi que dans certains fruits et légumes.

Film lacrymal : Surface la plus externe de l'œil. Elle est constituée de trois couches, à savoir : aqueuse, muqueuse et lipidique.

Glossaire

Gouttes de larmes artificielles : Gouttes lubrifiantes utilisées dans le traitement du syndrome de sécheresse oculaire ou de la maladie de la surface oculaire.

Grilles d'Amsler : Test de la vision utilisé pour détecter une distorsion de la vision centrale, ce qui indique des changements possibles dans la macula.

Guide alimentaire canadien **:** Document publié par Santé Canada contenant des recommandations sur la nutrition à l'intention des Canadiens.

Guide d'activité physique canadien **:** Document publié par Santé Canada qui renferme des recommandations sur l'exercice à l'intention des Canadiens.

Hygiène des paupières : Pratique qui consiste à utiliser un produit pour nettoyer les paupières et la base des cils. Utilisé dans le traitement des affections des paupières.

Hypermétropie : Affection de l'œil dans lequel l'image oculaire est concentrée derrière l'œil.

Implants de lentilles intraoculaires : Lentilles qui sont implantées dans l'œil au cours d'une intervention chirurgicale de la cataracte pour remplacer le cristallin naturel et permettre à une personne d'obtenir une vision claire, tout en réduisant au minimum le besoin de porter des lunettes ou de lentilles cornéennes.

Indice de masse corporelle (IMC) : Ratio du poids par rapport à la taille. IMC = poids (en kg)/taille (en m)^2.

Indice glycémique : Une mesure du degré selon lequel un aliment particulier accroît le taux de glucose dans le sang (ou glycémie) comparativement à un aliment standard.

Inflammation : Réaction de l'organisme à des envahisseurs tels les bactéries et les virus. Cette réaction est essentielle au processus de guérison.

Injections anti-VEGF (anti-facteur de croissance endothélial vasculaire) : Injections de médicament dans l'œil pour aider à arrêter le saignement ou la fuite de liquide dans la rétine.

Institute of Medicine (IOM) : Organisme indépendant sans but lucratif qui œuvre à l'extérieur du gouvernement des États-Unis afin de prodiguer aux décideurs et au public des conseils impartiaux qui font autorité.

Lentille photochromique : Lentille optique qui devient foncée lorsqu'elle est activée par la lumière ultraviolette.

Lentilles polarisées : Lentilles optiques qui éliminent l'éblouissement que provoquent les reflets.

Lipofuscine : Fins granules pigmentaires jaunâtres apparentés aux tissus vieillissants de l'organisme. La lipofuscine serait un important facteur de risque de la dégénérescence maculaire liée à l'âge (DMLA).

Lumière bleue : Lumière visible de couleur bleue dont la courte longueur d'onde est proche de celle de la lumière ultraviolette et qui peut endommager les yeux.

Lumière ultraviolette (UV) : Lumière invisible dont la longueur d'onde varie de 10 à 400 nanomètres.

Lumière ultraviolette A (UVA) : Lumière UV à longueur d'onde longue qui varie de 315 à 400 nanomètres.

Lumière ultraviolette B (UVB) : Lumière UV à longueur d'onde moyenne qui varie de 280 à 315 nanomètres.

Glossaire

Lumière ultraviolette C (UVC) : Lumière UV à longueur d'onde courte qui varie de 100 à 280 nanomètres.

Lutéine : Pigment abondant dans la macula de l'œil. Le corps humain ne peut pas en fabriquer.

Maladie cardiovasculaire : Diverses affections médicales affectant le cœur et les vaisseaux sanguins.

Maladie de la surface oculaire : Affection oculaire caractérisée par un déséquilibre du film lacrymal, aussi appelée syndrome de sécheresse oculaire.

Meibomiite : Inflammation des glandes sébacées des paupières.

Myopie : Trouble oculaire dans lequel la lumière est concentrée à l'avant de la rétine.

Nettoyant à paupières : Est utilisé dans le traitement des affections des paupières pour nettoyer le bord des paupières à l'aide d'un shampoing spécial.

Occlusion méatique : Option de traitement du syndrome de sécheresse oculaire qui consiste à bloquer les conduits lacrymaux situés dans les paupières. Ce traitement peut être effectué à l'aide de bouchons méatiques de collagène ou de silicone ou par cautérisation.

Omégas-6 : Omégas-3 : Mesure de l'apport en acides gras omégas-6, comparativement à celui des omégas-3. Le rapport idéal des omégas-6 par rapport aux omégas-3 est de 1 contre 1.

Ophtalmologiste : Docteur en médecine spécialisé dans le diagnostic et le traitement des affections et des maladies oculaires. La plupart des ophtalmologistes sont également des chirurgiens des yeux.

Glossaire

Opticien : Professionnel autorisé formé spécialement pour concevoir, ajuster et fournir des lunettes, des lentilles cornéennes, des aides pour malvoyants et des prothèses oculaires.

Optométriste : Docteur en optométrie spécialisé dans l'examen, le diagnostic, le traitement, la gestion et la prévention des maladies et des troubles du système visuel.

Organisation mondiale de la Santé (OMS) : Autorité qui dirige et coordonne la santé au sein des Nations Unies.

Orgelet : Infection aiguë des glandes de Meibomius situées dans la paupière.

Oxydation : Réaction chimique qui transforme une molécule stable en radical libre. Les radicaux libres peuvent contribuer au développement de maladies chroniques dans le corps.

Phaco-émulsification : Technique utilisée dans l'intervention chirurgicale de la cataracte afin d'enlever le cristallin naturel ou la cataracte de l'œil.

Photocoagulation au laser : Traitement au laser utilisé pour soigner diverses maladies oculaires de la rétine, y compris la dégénérescence maculaire liée à l'âge (DMLA), les perforations et déchirures de la rétine.

Presbytie : Affection oculaire dans laquelle la capacité de l'œil de distinguer nettement les objets au près diminue. Elle survient chez les gens âgés de plus de 40 ans.

Rétine : Tissu complexe qui tapisse la surface arrière de l'œil. La lumière se concentre sur la rétine, et celle-ci envoie des impulsions nerveuses au cerveau, ce qui lui permet de percevoir l'image.

Glossaire

Syndrome de sécheresse oculaire : Affection oculaire courante caractérisée par un déséquilibre du film lacrymal.

Santé Canada : Ministère du gouvernement fédéral du Canada responsable d'aider les Canadiens à maintenir leur santé et à l'améliorer.

Sclérose nucléaire : Type de cataracte caractérisé par un embrouillement du milieu du cristallin.

Spectre visible : Ondes de lumière visibles pour l'œil humain. Ces longueurs d'onde varient de 400 à 700 nanomètres.

Syndrome de Sjögren : Affection caractérisée par l'assèchement des muqueuses dans le corps.

Test lacrymal de Schirmer : Test servant à diagnostiquer le syndrome de sécheresse oculaire.

Tour de taille : Diamètre de la taille d'une personne, tel qu'il est mesuré au sommet des os iliaques à l'aide d'un ruban à mesurer qui s'ajuste confortablement autour de la taille sans enfoncer la peau.

Traitement photodynamique au moyen de la Visudyne® (vertéporfine) : Option de traitement de la dégénérescence maculaire humide liée à l'âge qui consiste en l'injection d'un médicament intra-veineux, suivi d'une thérapie au laser de faible énergie.

UV 400 : Revêtement de lentilles optiques qui bloque toute la lumière ultraviolette.

Vitamine C : Antioxydant hydrosoluble que le corps humain ne peut pas fabriquer ni emmagasiner. Aussi appelé acide ascorbique.

Glossaire

Vitamine D : Vitamine liposoluble emmagasinée par notre corps. Elle est synthétisée dans notre peau par les rayons ultraviolets B du soleil.

Vitamine E : Antioxydant liposoluble qui se présente sous huit formes différentes.

Zéaxanthine : Pigment abondant dans la macula de l'œil. Le corps humain est incapable d'en fabriquer. Ce pigment est l'élément nutritif qui accompagne la lutéine.

Zinc : Minéral à l'état de trace essentiel à la croissance et au développement, et qui est présent dans chacune des cellules de notre corps.

Notes

Introduction

1. Seddon, *Multivitamin-multimineral supplements and eye disease*, 304S à 307S; Miljanovic, *Relation between dietary n-3 and n-6 fatty acids and clinically diagnosed dry eye syndrome in women*, 887 à 93.

2. Béliveau, *Cuisiner avec les aliments contre le cancer.*

Chapitre 1 – Santé et maladies oculaires

3. Groupe de recherche sur la prévalence des maladies oculaires, *Causes and prevalence of visual impairment among adults in the United States,* 477 à 485; Somani, *Managing patients at risk for age-related macular degeneration: a Canadian strategy,* p. 14 à 20.

4. AREDS, *A randomized, placebo-controlled, clinical trial of high-dose supplementation,* 1417-36; Groupe de recherche de l'Étude américaine AREDS sur les maladies des yeux liées au vieillissement (Age-related Eye Disease Study – AREDS), *The relationship of dietary carotenoid and vitamin A, E, and C intake with age-related macular degeneration in a case-control study,* p. 1225 à 1232.

5. Moeller, *Association between intermediate AMD and lutein and zeaxanthin in CAREDS,* p. 1151 à 1162; de Jong, *Dietary antioxidant intake reduces the risk of AMD,* p. 45; Groupe de recherche de l'AREDS, *The relationship of dietary omega-3 long-chain polyunsaturated fatty acid intake with incident age-related macular degeneration,* 1274 à 1279; Augood, *Oily fish consumption, dietary docosahexaenoic acid and eicosapentaenoic acid intakes,* p. 398 à 406; Seddon, *Progression of ARM associated with BMI,* 121, p. 785 à 792.

6. Kaushik, *Dietary glycemic index and the risk of age-related macular degeneration,* p. 1104 à 1110; Seddon, *Obesity linked to increased risk of AMD progression.*

7. Brown, *Anti-VEGF agents in the treatment of neovascular age-related macular degeneration,* p. 627 à 637.

8. Klein, *Further observations on the association between smoking and the long-term incidence and progression of age-related macular degeneration,* p. 115 à 121.

9. Chiu, *AREDS dietary carbohydrate and glycemic index in relation to cortical and nuclear lens opacities,* 1177 à 84; Tan, *Carbohydrate nutrition, glycemic index, and*

the 10-year incidence of cataract, 1502 à 8.

10 Tan, *Antioxidant nutrient intake and the long-term incidence of age-related cataract*, p. 1899 à 1905; Moeller, *Associations between age-related nuclear cataract and lutein and zeaxanthin in the diet and serum in CAREDS*, p. 354 à 364; Jacques, *Long-term nutrient intake and early age-related nuclear lens opacities*, p. 1009 à 1019; Chasan-Taber, *A prospective study of carotenoids and vitamin A intakes and risk of cataract extraction in US women*, p. 509 à 516; Townend, *Dietary macronutrients and five-year incident cataract*, p. 932 à 939.

11 Pinheiro, *Oral flax seed oil (linum usitatissimum) in the treatment for dry-eye Sjogren's syndrome patients*, p. 649 à 655; Miljanovi, *Relation between dietary n-3 and n-6 fatty acids and clinically diagnosed dry eye syndrome in women*, p. 887 à 893.

12 Calder, *N-3 Polyunsaturated fatty acids, inflammation, and inflammatory diseases*, S1505 à 1519.

13 Calder, *N-3 Polyunsaturated fatty acids, inflammation, and inflammatory diseases*, S1505-1519; Béliveau, *Cuisiner avec les aliments contre le cancer*.

Chapitre 2 – Éléments nutritifs pour les yeux

14 *Guide du consommateur pour les ANREF (apports nutritionnels de référence)*.

15 Carpentier, *Associations between lutein, zeaxanthin, and age-related macular degeneration*, p. 313 à 326; Seddon, *Multivitamin-multimineral supplements and eye disease*, 304S-307S.

16 McDermott, *Antioxidant Nutrients*, p. 785 à 799.

17 Les valeurs des éléments nutritifs des poivrons orange ont été obtenues grâce à une étude confiée à Maxxam Analytics et exécutée par cette dernière (Mississauga, Ontario), pour le Guelph Food Technology Centre.

18 Roodenburg, *Amount of fat in the diet affects bioavailability of lutein esters*, p. 1187 à 1193; Agricultural Research Service, *Nutrient data laboratory*.

19 Richer, *Double-masked, placebo-controlled, randomized trial of lutein and antioxidant supplementation in the intervention of atrophic AMD*, p. 216 à 230; Moeller, *Associations between intermediate AMD and lutein and zeaxanthin in CAREDS*, p. 1151 à 1162; Seddon, *Dietary carotenoids, vitamins A, C and E, and advanced AMD*, 1413 à 1420; Chasan-Taber, *A prospective study of carotenoid and vitamin A intakes and risk of cataract extraction in US women*, p. 509 à 516.

20 Van de Leun, *UV Radiation from sunlight*, p. 237 à 244; Morganti, *Role of topical and nutritional supplement to modify the oxidative stress*, p. 331 à 339; Voutilainen, *Carotenoids and cardiovascular health*, p. 1265 à 1271; Sato, *Prospective study of carotenoids, tocopherols, and retinoid concentrations and*

the risk of breast cancer, p. 451 à 457.

21 Van Leeuwen, *Dietary intake of antioxidants and risk of AMD*, p. 3101 à 3107; Tan, *Antioxidant nutrient intake and the long-term incidence of age-related cataracts*, p. 1899 à 1905; Jacques, *Long-term nutrient intake and early age-related nuclear lens opacities*, p. 1009 à 1019.

22 McDermott. *Antioxidant nutrients*, p. 785 à 799.

23 Ibid.

24 Johnson, *Potential role of dietary n-3 fatty acids in the prevention of dementia and macular degeneration*, 1494S à 1498S.

25 Chua, *Dietary fatty acids and the five-year incidence of ARM*, p. 981 à 986; Cho, *Prospective study of dietary fat and the risk of AMD*, p. 209 à 218; San Giovanni, *The relationship of dietary lipid intake and AMD in a case-control study*, p. 671 à 679; Townend, *Dietary macronutrient intake and five-year incident cataracts*, p. 932 à 939; Miljanovic, *Relation between dietary n-3 and n-6 fatty acids and clinically diagnosed dry eye syndrome in women*, p. 887 à 893; Pinheiro, *Oral flax seed oil (linum usitatissimum) in the treatment for dry-eye Sjogren's syndrome patients*, p. 649 à 655.

26 American Heart Association, *Fish 101*; Johnson, *Potential role of dietary n-3 fatty acids in the prevention of dementia and macular degeneration*, 1494 à 8S; Oh, *Practical applications of fish oil (omega-fatty acids) in primary care*, p. 28 à 36.

27 Miljanovic, *Relation between dietary n-3 and n-6 fatty acids and clinically diagnosed dry eye syndrome in women*, p. 887 à 893.

28 Oh, *Practical applications of fish oil (omega-fatty acids) in primary care*, p. 28 a 36.

29 McDermott. *Antioxidant nutrients*, p. 785 à 799.

30 Van Leeuwen, *Dietary intake of antioxidants and risk of AMD*, p. 3101 à 3107; Christen, *Dietary carotenoids, vitamins C and E, and risk of cataract in women*, p. 102 à 109.

31 McDermott. *Antioxidant nutrients*, p. 785 à 799.

32 Miller, *Meta-analysis: High-dosage vitamin E supplementation may increase all-cause mortality*.

33 National Institute of Health, *Health professional's fact sheet*.

34 Tan, *Dietary antioxidants and long-term incidence of ARMD*, p. 334 à 341; AREDS, *A randomized, placebo-controlled, clinical trial of high-dose supplementation*, p. 1417 à 1436.

35 National Institute of Health, *Health professional's fact sheet*.

36 Ibid.

37 McDermott. *Antioxidant nutrients*, p. 785 à 799.

Notes

38 Tan, *Antioxidant nutrient intake and the long-term incidence of age-related cataracts*, p. 1899 à 1905; AREDS, *A randomized, placebo-controlled, clinical trial of high-dose supplementation*, p. 1417 à 1436.

39 McDermott. *Antioxidant nutrients*, p. 785 à 799.

40 Ibid.

41 National Institute of Health, *Health Professional's Fact Sheet.*

42 Parekh, *Association between vitamin D and AMD*, p. 661 à 669.

43 National Institute of Health, *Dietary Supplement Fact Sheet.*

44 Ibid.

45 American Heart Association. *Whole Grains and Fiber.*

46 Chiu, *Dietary carbohydrate intake and glycemic index in relation to cortical and nuclear lens opacities in AREDS*, p. 1177 à 1184; Tan, *Carbohydrate nutrition, glycemic index, and the 10-year incidence of cataracts*, p. 1502 à 1508; Tan, *AMD and mortality from cardiovascular disease or stroke*, p. 509 à 512.

47 Jenkins, *Glycemic index: overview of implications in health and disease*, 266S à 273S; Foster-Powell, *International tables of glycemic index*, 871S à 893S.

48 Jenkins, *Glycemic index: overview of implications in health and disease*, 266S à 273S.

49 Tan, *Carbohydrate nutrition, glycemic index, and the 10-year incidence of cataracts*, 1502-1508; Chiu, *Dietary carbohydrate and glycemic index in relation to cortical and nuclear lens opacities in AREDS*, 1177-1184; Chiu, *Dietary carbohydrate and the progression of AMD*, p. 1210 à 1218.

50 Jenkins, *Glycemic index: overview of implications in health and disease*, 266S à 273S; Willett, *Glycemic index, glycemic load, and risk of type 2 diabetes*, 274 à 280S.

Chapitre 3 – Aliments pour les yeux

51 Tous les renseignements sur les éléments nutritifs proviennent du Service de recherche agricole de l'USDA, *Nutrient data laboratory*. Les renseignements du Guide alimentaire canadien proviennent de Santé Canada, *Guide alimentaire canadien*, 2007.

52 Chitchumroonchokchai, *Assessment of lutein bioavailability from meals and a supplement*, p. 2280 à 2286; *Handbook of clinical nutrition.*

53 Warren Grant Magnuson Clinical Center, *Important drug and food information.*

54 Roodenburg, *Amount of fat in the diet affects bioavailability of lutein esters*, p. 1187 à 1193.

55 San Giovanni, *The relationship of dietary lipid intake and AMD in a case-control study*, p. 671

à 679; Townend, *Dietary macronutrient intake and 5 year incident cataracts*, p. 932 à 939; Miljanovic, *Relation between dietary n 3 and n 6 fatty acids and clinically diagnosed dry eye syndrome in women*, p. 887 à 893; Oh, *Practical applications of fish oil (omega 3 fatty acids) in primary care*, p. 28 à 36.

56 Santé Canada conseille à des groupes particuliers de limiter leur consommation de thon blanc en conserve.

57 Santé Canada, *Lignes directrices sur la nutrition pendant la grossesse à l'intention des professionnels de la santé.*

58 McDermott, *Antioxidant nutrients*, p. 785 à 799.

59 Maxxam Analytics. Valeurs des éléments nutritifs des poivrons orange. (Maxxam Analytics. Nutrient values for orange peppers).

60 Chung, *Lutein bioavailablity is higher from lutein-enriched eggs than from supplements and spinach in men*, p. 1887 à 1893.

61 Hu, *A prospective study of egg consumption and risk of cardiovascular disease in men and women*, p. 1387 à 1394; Djousse, *Egg consumption in relation to cardiovascular disease and mortality*, p. 964 à 969; Qureshi, *Regular egg consumption does not increase the risk of stroke and cardiovascular diseases*, CR1 à 8.

62 American Heart Association, *How do I follow a healthy diet?*

63 Seddon, *Progression of age-related macular degeneration*, p. 1728 à 1737

64 Chiu, *Dietary carbohydrate and the progression of age-related macular degeneration*, p. 1210 à 1218; Chiu, *Dietary carbohydrate intake and glycemic index in relation to cortical and nuclear lens opacities in AREDS*, p. 1177 à 1184; Tan, *Carbohydrate nutrition, glycemic index, and the 10 year incidence of cataracts*, p. 1502 à 1508.

65 Tan, *Age-related macular degeneration and mortality from cardiovascular disease or stroke*, p. 509 à 12.

66 American Heart Association, *Whole grains and fiber.*

67 Pinheiro, *Oral flax seed oil (Linum usitatissimum) in the treatment for dry-eye Sjogren's syndrome patients.* P. 649 à 655.

Chapitre 4 – Mode de vie et état général de la santé

68 Santé Canada, *Votre santé et vous : Prévention du cancer de la peau.*

69 Drobek-Slowik, *The potential role of oxidative stress in the pathogenesis of the age-related macular degeneration (AMD)*, p. 28 à 37.

70 Fletcher, *Sunlight exposure, antioxidants, and AMD*, p. 1396 à 1403.

71 Ibid.

72 Ibid.

73 Klein, *Further observations on the association between smoking and the long-term incidence and progression of AMD,* p. 115 à 121.

74 Ibid.

75 McDermott, *Antioxidant nutrients,* p. 785 à 799.

76 Santé Canada, *Cessez de fumer.*

77 Santé Canada, *Votre santé et vous : obésité.*

78 Santé Canada, *Aliments et nutrition : Le nomogramme de l'indice de masse corporelle (IMC).*

79 Ibid.

80 Seddon, *Progression of ARM associated with BMI, waist circumference and waist, hip ratio,* p. 785 à 792.

81 Ibid.

82 Agence de la santé publique du Canada, *Guides d'activité physique canadiens.* http://www.phac-aspc.gc.ca/hp-ps/hl-mvs/pa-ap/index-eng.php

83 Wong, *AMD and risk for stroke,* p. 98 à 106; Tan, *AMD and mortality from cardiovascular disease or stroke,* p. 509 à 12.

Chapitre 5 – Programme aliments pour les yeux

84 American Heart Association, Nutrition center; Santé Canada. Guide alimentaire canadien; Société canadienne du cancer, Alimentation et forme physique.

85 Santé Canada, *Guide du consommateur pour les ANREF (apports nutritionnels de référence).*

86 Santé Canada, *Cessez de fumer.*

87 Richer, *Molecular medicine in ophthalmic care,* p. 695 à 701; King, *Resveratrol reduces oxidation and proliferation of human retinal pigment epithelial cells via extracellular signal-regulated kinase inhibition,* p. 143 à 149; Kubota, *Resveratrol prevents light-induced retinal degeneration via suppressing activator protein-1 activation;* Hanneken, *Flavonoids protect human retinal pigment epithelial cells from oxidative-stress–induced death,* p. 3164 à 3177.

Références

Age-Related Eye Disease Study 2. The lutein/zeaxanthin and omega-3 supplementation trial. http://www.areds2.org/

Agence de la santé publique du Canada. *Guides d'activité physique canadiens pour un mode de vie sain.* http://www.phac-aspc.gc.ca/hp-ps/hl-mvs/pa-ap/index-fra.php

Agricultural Research Service. Laboratoire de données nutritionnelles. http://www.nal.usda.gov/fnic/foodcomp/search/.

American Heart Association. Fish 101. http://www.americanheart.org/presenter.jhtml?identifier=3071550.

———. How do I follow a healthy diet? (Comment puis-je avoir un programme alimentaire sain?) http://www.americanheart.org/downloadable/heart/1196282749644FollowHealthyDiet.pdf.

———. Nutrition center. (Centre de nutrition) http://www.heart.org/HEARTORG/GettingHealthy/NutritionCenter/Nutrition-Center_UCM_001188_SubHomePage.jsp.

———. Whole Grains and Fiber. (Grains entiers et fibres) http://www.americanheart.org/presenter.jhtml?identifier=4574.

Augood, C., U. Chakravarthy, I. Young, J. Vioque, P. de Jong, G. Bentham, M. Rahu, J. Seland, G. Soubrane, L. Tomazzoli, F. Topouzis, J. Vingerling, et A. Fletcher. 2008. Oily fish consumption, dietary docosahexaenoic acid and eicosapentaenoic acid intakes, and associations with neovascular age-related macular degeneration. *Am J. Clin. Nutr.,* août, 88 (2) : p. 398 à 406.

Béliveau, R., et D. Gingras. 2006. *Cuisiner avec les aliments contre le cancer.* Toronto, Ontario : McClelland & Stewart.

Brown, D., et C. Regillo. 2007. Anti-VEGF agents in the treatment of neovascular age-related macular degeneration: Applying clinical trial results to the treatment of everyday patients. *Am. J. Ophthalmol.*, oct., 144 (4): p. 627 à 637.

Cackett, P. et T. Wong. 2008. Age-related macular degeneration and mortality from cardiovascular disease or stroke. *Br. J. Ophthalmol.*, nov., 92 (11) : 1564.

Calder, P., 2006. N-3 Polyunsaturated fatty acids, inflammation, and inflammatory diseases. *Am. J. Clin. Nutr.*, 83 (6) : S1505 à 1519.

Carpentier, S., M. Knaus, et M. Suh. 2009. Associations between lutein, zeaxanthin, and age-related macular degeneration : An overview. *Crit. Rev. Food Sci. Nutr.*, avril, 49 (4) : p. 313 à 326.

Chasan-Taber, L. et W. Willett, J. Seddon, M. Stampfer, B. Rosner, G. Colditz, F. Speizer, et S. Hankinson. 1999. A prospective study of carotenoid and vitamin A intakes and risk of cataract extraction in US women. *Am. J. Clin. Nutr.*, 70 (4) : p. 509 à 516.

Chitchumroonchokchai, C., S. Schwartz, et M. Failla. 2004. Assessment of lutein bioavailability from meals and a supplement using simulated digestion and caco 2 human intestinal cells. *J. Nutr.*, 134 : p. 2280 à 2286.

Chiu, C., R. Milton, R. Klein, G. Gensler, et A. Taylor. 2007. Dietary carbohydrate and the progression of age-related macular degeneration: a prospective study from the age-related eye disease study. *Am. J. Clin. Nutr.*, 86 : p. 1210 à 1218.

Chiu, C., R. Milton, G. Gensler, et A. Taylor. 2006. Dietary carbohydrate intake and glycemic index in relation to cortical and nuclear lens opacities in the age-related eye disease study. *Am. J. Clin. Nutr.*, mai 1983 : p. 1177 à 1184.

Cho, E, S. Hung, W. Willett, D. Spiegelman, E. Rimm, J. Seddon, G. Colditz, et S. Hankinson. 2001. Prospective study of dietary fat and the risk of AMD. *Am. J. Clin. Nutr.*, févr. 1973 (2) : p. 209 à 218.

Christen, W., S. Liu, R. Glynn, J. Gaziano, et J. Buring. 2008. Dietary carotenoids, vitamins C and E, and risk of cataract in women: a prospective study. *Arch. Ophthalmol.* 126 (1) : p. 102 à 109.

Chua, B., V. Flood, E. Rochtchina, J. Wang, W. Smith, et P. Mitchell. 2006. Dietary fatty acids and the five-year incidence of ARM. *Arch. Ophthalmol.* 124 : p. 981 à 986.

Chung, H., H. Rasmussen, et E. Johnson. 2004. Lutein bioavailablity is higher from lutein-enriched eggs than from supplements and spinach in men. *J. Nutr.* 134 (8) : p. 1887 à 1893.

De Jong, P., R. van Leeuwen, C. Klaver, J. Vingerling, J. Witteman, S. Boekhoorn, et A. Hofman. 2004. Dietary antioxidant intake reduces the risk of AMD, The Rotterdam Study. *Invest. Ophthalmol.* Vis. Sci. 45 : extrait électronique 2243.

Drobek-Slowik, M., Karczewicz, D., et Safranow, K. 2007. The potential role of oxidative stress in the pathogenesis of the age-related macular degeneration (AMD). *Postepy. Hig. Med. Dosw.* 61 : p. 28 à 37 (ISSN : 1732 à 2693).

Djousse, L. et J. Gaziano. 2008. Egg consumption in relation to cardiovascular disease and mortality: the physicians' health study. *Am. J. Clin. Nutr.*, avril 1987(4) : p. 964 à 969.

Eye Disease Prevalence Research Group. 2004. Causes and prevalence of visual impairment among adults in the United States. *Arch. ophthalmol.* 122 : p. 477 à 485.

Flax Council of Canada, 2003. Flax: A Health and Nutrition Primer. www.flaxcouncil.ca

Fletcher, A., G. Bentham, M. Agnew, I. Young, C. Augood, U. Chakravarthy, P. de Jong, M. Rahu, J. Seland, G. Soubrane, L. Tomazzoli, F. Topouzis, J. Vingerling, et J. Vioque. 2008. Sunlight exposure, antioxidants, and age-related macular degeneration. *Arch. Ophthalmol.* 126 (10) : p. 1396 à 1403.

Foster-Powell, K. et J. Miller. 1995. International tables of glycemic index. *Am. J. Clin. Nutr.* 62 : 871S à 893S.

Groupe de recherche de l'Étude américaine AREDS (Age-Related Eye Disease Study Research Group). 2001. A randomized, placebo-controlled, clinical trial of high-dose supplementation with vitamins C and E, beta carotene, and zinc for age-related macular degeneration and vision loss. *Arch ophthalmol.* 199 : p. 1417 à 1436.

———. The relationship of dietary carotenoid and vitamin A, E, and C intake with age-related macular degeneration in a case-control study : Rapport de l'Étude américaine AREDS (Age-Related Eye Disease Study Research Group) n° 22. *Arch Ophthalmol.* 2007, sept.; 125 (9) : p. 1225 à 1232.

———. 2008. The relationship of dietary omega-3 long-chain polyunsaturated fatty acid intake with incident age-related macular degeneration: Rapport de l'Étude américaine AREDS (Age-Related Eye Disease Study Research Group) n° 23. *Arch ophthalmol.* 126 : p. 1274 à 1279.

Hanneken, A., F. Lin, J. Johnson, et P. Maher. 2006. Flavonoids protect human retinal pigment epithelial cells from oxidative-stress–induced death. *Investigative Opth. & Vis. Sci.* 47 : p. 3164 à 3177.

Hu, F., M. Stampfer, E. Rimm, J. Manson, A. Aschrio, G. Colditz, B. Rosner, D. Spiegelman, F. Speizer, F. Sacks, C. Hennekens, W. Willett. 1999. A prospective study of egg consumption and risk of cardiovascular disease in men and women. *JAMA* 281 (15) : p. 1387 à 1394.

Jacques, P., L. Chylack Jr., S. Hankinson, P. Khu, G. Rogers, J. Friend, W. Tung, J. Wolfe, N. Padhye, W. Willett, A. Taylor. 2001. Long-term nutrient intake and early age-related nuclear lens opacities. Arch. *ophthalmol.* 119 (7) : p. 1009 à1019.

Jenkins, D., C. Kendall, L. Augustin, S. Franceschi, M. Hamidi, A. Marchie, A. Jenkins, et M. Axelsen. 2002. Glycemic index: overview of implications in health and disease. *Am. J. Clin. Nutr.* 1976 (suppl.) : 266S à 273S.

Johnson, E. et J. Schaefer. 2006. Potential role of dietary n-3 fatty acids in the prevention of dementia and macular degeneration. *Am. J. Clin. Nutr.* 83 (suppl.) : 1494S à 1498S.

Kaushik, S., J. Wang, V. Flood, J. Sue, L. Tan, A. Barclay, T. Wong, J. Brand-Miller, et P. Mitchell. 2008. *Dietary glycemic index and the risk of ge-related macular degnereation.* Am J Clin Nutr. oct, 88 (4): p. 1104 à 1110.

King, R., K. Kent, et J. Bomser. 2005. Resveratrol reduces oxidation and proliferation of human retinal pigment epithelial cells via extracellular signal-regulated kinase inhibition. *Chem. Biol. Interact.,* 15 janv., 151(2) : p. 143 à 149.

Références

Klein, R., K. Knudtson, J. Cruickshanks, et B. Klein. 2008. Further observations on the association between smoking and the long-term incidence and progression of age-related macular degeneration: The beaver dam eye study. *Arch. Ophthalmol.*, 126 (1) : p. 151 à 21.

Kubota, S., T. Kurihara, M. Ebinuma, M. Kubota, K. Yuki, M. Sasaki, K. Noda, Y. Ozawa, Y. Oike, S. Ishida, S., et K. Tsubota. 2010. Resveratrol prevents light-induced retinal degeneration via suppressing activator protein 1 activation. *Am. J. Pathol.*, août 13.

Maxxam Analytics (Mississauga, Ontario) pour le Centre de technologie alimentaire de Guelph. Étude commandée sur les propriétés des éléments nutritifs des poivrons orange. Août 2010.

McDermott, J. 2000. Antioxidant nutrients: Current dietary recommendations and research update. *J. Am. Pharm. Assoc.*, 40 (6) : p. 785 à 799.

Miljanovic, B., K. Trivedi, M. Dana, J. Gilbard, J. Buring, et D. Schaumberg. 2005. Relation between dietary n-3 and n-6 fatty acids and clinically diagnosed dry eye syndrome in women. *Am. J. Clin. Nutr.*, 82 (4) : p. 887 à 893.

Miller, E., R. Pastor-Barriuso, D. Dalal, et al. 2004. Meta-analysis: High-dosage vitamin E supplementation may increase all-cause mortality. *Ann. Intern. Med.;* publié en ligne avant novembre 2010.

Moeller, S., M. Voland, L. Tinker, B. Blodi, M. Klein, K. Gehrs, E. Johnson, D. Snodderly, R. Wallace, R. Chappell, N. Parekh, C. Ritenbaugh, et J. Mares; pour le groupe d'étude CARED. 2008. Associations between age-related nuclear cataract and lutein and zeaxanthin in the diet and serum in the (CAREDS). *Arch. Ophthalmol.* 126 (2) : p. 354 à 364.

Moeller S., N. Parekh, L. Tinker, C. Ritenbaugh, B. Blodi, R. Wallace, et J. Mares. 2006. Association between intermediate AMD and lutein and zeaxanthin dans CAREDS. *Arch. ophthalmol.* 124 : p. 1151 à 1162.

Morganti, P., C. Bruno, et coll. 2002. Role of topical and nutritional supplement to modify the oxidative stress. *Intl. J. Cosmetic Sci.*, 24 : p. 331 à 339.

National Institute of Health. Juin 2009. Office of dietary supplements: Health professional's fact sheet. http://dietary-Supplements.info.nih.gov/FactSheets/Zinc.asp.

National Institute of Health. Jan 2011. Office of Dietary Supplements: Dietary Supplement Fact Sheet. http://ods.od.nih.gov.factsheets/vitamind/.

Oh, R. 2005. Practical applications of fish oil (omega-fatty acids) in primary care. *J. Am. Board Fam. Med.*, 18 (1) : p. 28 à 36.

Parekh, N., R. Chappell, A. Millen, D. Albert, J. Mares. 2007. Association between vitamin D and age-related macular degeneration in the third national health and nutrition examination survey, de 1988 à 1994. *Arch. ophthalmol.*, 125 : p. 661 à 669.

Pinheiro Jr., M. dos Santos, P., et coll. 2007. Oral flax seed oil (linum usitatissimum) in the treatment for dry-eye Sjogren's syndrome patients. *Arq. Bras. Oftalmol.*, 70 : p. 649 à 655.

Qureshi, A., M. Suri, S. Ahmed, A. Nasar, A. Divani, et J. Kirmani. 2007. Regular egg consumption does not increase the risk of stroke and cardiovascular diseases. *Med. Sci. Monit.*, 13 (1) : CR1-8.

Richer, S., W. Stiles, L. Statkute, J. Pulido, J. Frankowski, D. Rudy, K. Pei, M. Tsipursky, et J. Nyland. 2004. Double-masked, placebo-controlled, randomized trial of lutein and antioxidant supplementation in the intervention of atrophic age-related macular degeneration: the Veterans LAST study. *Optometry,* avril, 75(4) : p. 216 à 230.

Richer, S., Stiles, W., Thomas, C. 2009. Molecular medicine in ophthalmic care. *Optometry,* déc., 80 (12): p. 695 à 701.

Roodenburg, A., R. Leenen, K. van het Hof, J. Weststrate, et L. Tijburg. 2000. Amount of fat in the diet affects bioavailability of lutein esters but not of alpha-carotene, beta-carotene, and vitamin E in humans. *Am. J. Clin. Nutr.*, 71 : p. 1187 à 1193.

San Giovanni, J., E. Chew, T. Clemons, M. Davis, F. Ferris, G. Gensler, N. Kurinij, A. Lindblad, R. Milton, J. Seddon, et R. Sperduto. 2007. The relationship of dietary lipid intake and age-related macular degeneration in a case-control study. Rapport *AREDS* n° 20. *Arch. Ophthalmol.*, 125 (5) : p. 671 à 679.

Santé Canada. Guide du consommateur pour les ANREF (apports nutritionnels de référence). http://www.hc-sc.gc.ca/fn-an/nutrition/reference/cons_info-guide_cons-fra.php

———. Guide alimentaire canadien. 2007. http://www.hc-sc.gc.ca/fn-an/food-guide-aliment/index-fra.php.

———. 2003. Aliments et nutrition : Le nomogramme de l'indice de masse corporelle (IMC), 19 sept. 2003. http://www.hc-sc.gc.ca/fn-an/nutrition/weights-poids/guide-ld-adult/bmi_chart_java-graph_imc_java-fra.php.

———. 2007. Santé Canada avise certains groupes de limiter leur consommation de thon blanc en conserve, 28 mars. http://www.hc-sc.gc.ca/ahc-asc/media/advisories-avis/_2007/2007_14-fra.php.

———. 2009. Préoccupations liées à la santé : Cessez de fumer, 12 janvier 2009. http://www.hc-sc.gc.ca/hc-ps/tobac-tabac/quit-cesser/index-fra.php.

———.2006. Votre santé et vous : obésité, octobre 2006. http://www.hc-sc.gc.ca/hl-vs/iyh-vsv/life-vie/obes-fra.php

———. 2006. Vie saine. Les rayons ultraviolets qui proviennent du soleil, août. http://www.hc-sc.gc.ca/hl-vs/iyh-vsv/environ/ultraviolet-fra.php.

———. 2009. Aliments et nutrition. Ligne directrices sur la nutrition pendant la grossesse à l'intention des professionnels de la santé : le poisson et les acides gras oméga-3. http://www.hc-sc.gc.ca/fn-an/pubs/nutrition/omega3-fra.php.

Sato, N., K. Helzlsouer, et coll. 2002. Prospective study of carotenoids, tocopherols, and retinoid concentrations and the risk of breast cancer. Cancer epidermiol biomarkers, *Prev. 11* : p. 451-457.

Seddon, J., U. Ajani, R. Sperduto, R. Hiller, N. Blair, T. Burton, M. Farber, E. Gragoudas, J. Haller, D. Miller, L. Yannuzzi, W. Willett. 1994. Dietary carotenoids, vitamins A, C and E, and advanced age-related macular degeneration. *JAMA 272* (18) : p. 1413 à 1420.

Seddon, J. 2007. Multivitamin-multimineral supplements and eye disease: Age-related macular degeneration and cataract. *Am. J. Clin. Nutr.,* janv., 85 (1) : 304S à 307S.

Références

Seddon, J. 2003. Obesity linked to increased risk of AMD progression. *Ocul-Surg-News* 20, extrait.

Seddon, J., J. Côté, N. Davis, et B. Rosner. 2003. Progression of ARM associated with BMI, waist circumference and waist, hip ratio. *Arch. ophthalmol.*, 121 : p. 785 à 792.

Seddon, J., J. Côté, et B. Rosner. 2003. Progression of age-related macular degeneration association with dietary fat, transunsaturated fat, nuts and fish intake. *Arch. ophthalmol.*, déc., 121 (12) : p. 1728 à 1737.

Shweta, K., J. Wang, V. Flood, J. Sue, L. Tan, A. Barclay, T. Wong, J. Brand-Miller, et P. Mitchell. 2008. Dietary glycemic index and the risk of age-related macular degeneration. *Am. J. Clin. Nutr.*, oct., 88 (4) : p. 1104 à 1110.

Société canadienne du cancer. Alimentation et forme physique. http://www.cancer.ca/Ontario/Prevention/Eat%20well.aspx?sc_lang=fr-ca

Somani, S., A. Hoskin-Mott, A. Mishra, A. Bois, B. Book, M. Chute, R. Gaucher, et B. Winter. 2009. Managing patients at risk for age-related macular degeneration: A Canadian strategy. *Can. J. Optom.*, mars, 71 (2) : p. 14 à 20.

Tan, A., P. Mitchell, V. Flood, G. Burlutsky, E. Rochtchina, R. Cumming, et J. Wang. 2008. Antioxidant nutrient intake and the long-term incidence of age-related cataract: The blue mountains eye study. *Am. J. Clin. Nutr.*, juin, 87 (6) : p. 1899 à 1905.

Tan, J., J. Wang, G. Liew, E. Rochtchina, et P. Mitchell. 2008. Age-related macular degeneration and mortality from cardiovascular disease or stroke. *Br. J. Ophthalmol.*, nov., 92 (1) : p. 509 à 512.

Tan, J., J. Wang, V. Flood, S. Kaushik, A. Barclay, J. Brand-Miller, et P. Mitchell. 2007 Carbohydrate nutrition, glycemic index, and the 10-year incidence of cataract. *Am. J. Clin. Nutr.*, 86 (5) : p. 1502 à 1508.

Tan, J., J. Wang, V. Flood, E. Rochtchina, W. Smith, et P. Mitchell. 2008. Dietary antioxidants and long-term incidence of ARMD: The blue mountain eye study. *Ophthalmology* 115 : p. 334 à 341.

Townend, B., M. Townend, V. Flood, G. Burlutsky, E. Rochtchina, J. Wang, et P. Mitchell. 2007. Dietary macronutrient intake and 5 year incident cataract: The blue mountains eye study. *Am. J. Ophthalmol.*, juin, 143 (6) : p. 932 à 939.

USDA Agricultural Research Service. Laboratoire sur les données nutritionnelles. http://www.nal.usda.gov/fnic/foodcomp/search/.

Van de Leun, J. 1996. UV radiation from sunlight: summary, conclusions, and recommendations. *J. Photochem. & Photobiol.* Biol., 35 : p. 237 à 244.

Van Leeuwen, R., S. Boekhoorn, J. Vingerling, J. Witteman, C. Klaver, A. Hofman, et P. de Jong. 2005. Dietary intake of antioxidants and risk of age-related macular degeneration. *JAMA* 294 (24) : p. 3101 à 3107.

Voutilainen S., T. Nurmi, J. Mursu, et T. Rissanen. 2006. Carotenoids and cardiovascular health. *Am. J. Clin. Nutr.,* juin 1983 (6) : p. 1265 à 1271.

Warren Grant Magnuson Clinical Center. National Institutes of Health Drug-Nutrient Interaction Task Force. Important drug and food information. http://dietary-supplements.info.nih.gov/factsheets/cc/coumadin1.pdf

Willett, W., J. Manson, et S. Liu. 2002. Glycemic index, glycemic load, and risk of type 2 diabetes. *Am. J. Clin. Nutr.;* 76 (suppl.) : p. 274 à 280S.

Wong, T., R. Klein, C. Sun, P. Mitchell, D. Couper, H. Lai, L. Hubbard, et A. Sharrett, for the Atherosclerosis Risk in Communities Study. 2006. Age-related macular degeneration and risk for stroke. *Ann. Intern. Med.,* juill., 18, 145 (2) : p. 98 à 106.

Index

acides gras oméga-3, 21, 32 à 34, 36, 38, 40 à 42, 44 à 46, 74, 76, 86, 88 et 89, 92, 95, 97, 104 à 106, 109, 129, 132,
    définition, 56
    et maladies oculaires, 57
    et état général de santé, 57
    ratio des omégas-6 par rapport aux oméga-3, 4 40, 45, 57 et 58
    consommation recommandés, 57
    types, 56, 58
affections des paupières (blépharite et meibomiite)
    causes, 43, 46
    définition, 43, 46
    diagnostic, 44
    effets, 43
    contrôle et prévention au moyen du programme alimentaire, 44, 46
    symptômes, 43
    traitement, 44, 46
American Heart Association, 57
anticoagulants, 72
antioxydants, 21, 31, 33 et 34, 49, 55, 59, 61, 79, 88
    définition, 54
    et maladies oculaires, 54, 114
    et état général de santé, 53

bêta-carotène, 21, 32, 52 et 53, 70, 79, 80, 82, 84, 89
    définition, 61
    et maladies oculaires, 61
    et état général de santé, 61, 120
    consommation recommandée, 61, 129
bœuf, 85, 92 et 93, 133
blépharite et meibomiite, voir sous affections des paupières

cancer, 21, 45, 53, 55 et 56, 59, 61 et 62, 64, 69 et 70, 74, 79, 114, 116, 120, 128, 139
caroténoïdes, 21, 32, 35, 36, 38, 53, 54
cataractes, 21
    définition, 35, 38
    diagnostic, 36
    contrôle et prévention au moyen du programme alimentaire, 36, 38, 53 à 55, 59, 61, 63 et 64, 74, 82, 100, 127
    facteurs de risque, 35, 38, 114
    symptômes, 35

    traitement, 36 à 38
    types, 35
cécité, 29, 34
cuisine asiatique, 75, 104
cuisine des Indes orientales, 104
cuisine méditerranéenne, 71, 75, 104
cuisine mexicaine, 104

dégénérescence maculaire liée à l'âge (DMLA)
    causes, 29, 53, 63
    définition, 29, 34
    diagnostic, 31, 33
    contrôle et prévention au moyen du programme alimentaire, 31, 32, 34, 50, 54, 60, 64, 139
    facteurs de risque, 31, 34, 113 à 115, 120, 122 à 123
    symptômes, 31, 34
    traitement, 33 et 34
    types
        DMLA sèche et humide, 29, 33, 34
diabète, 31, 45, 62, 64, 86 et 87, 95
dinde, 81, 83, 92 et 93, 133

éblouissement, 35, 116 à 119
l'Étude américaine AREDS sur les maladies des yeux liées au vieillissement (Age Related Eye Disease Study – AREDS), 31 à 34, 128
l'Étude de suivi AREDS 2 (Age Related Eye Disease Study follow up – AREDS 2), 32, 54, 120
exercice et activité physique, 20, 32, 113, 122 et 123, 127, 136
examen des yeux, 27 et 28, 36, 44

facteurs environnementaux des maladies oculaires, 19, 24, 40, 42 et 43, 53
fèves et lentilles, 60, 62, 64, 72, 104 et 105, 133 et 134
    pois chiches, 104 et 105, 133
    haricots noirs, 104 et 105, 133
    lentilles, 64, 104 et 105, 133 et 134
    haricots, 104 et 105, 133
    haricots romains, 104 et 105
    soya (edamames), 95, 104 et 105, 133 et 134
    haricots blancs, 104 et 105, 133
fibres, 34, 49, 52, 70, 79, 80, 84, 88
    définition, 62
    et maladies oculaires, 63, 101
    et état général de santé, 64, 101

    consommation recommandée, 63, 129
    sources, 63, 95, 101, 104, 106
flavonoïdes, 139
Fondation des maladies du cœur, 63, 128
fruits, 21, 52 à 55, 59, 61, 72, 80, 84 et 85, 88 à 91, 102, 131, 133 et 134
    abricots, 85, 88 et 89, 98, 102, 133
    avocat, 88 à 91, 100, 133
    baies, 63, 87 et 88, 91, 102, 107
    cantaloup, 88 à 91, 107, 133
    agrumes, 63, 72, 88,
    recette de salade de fruits, 91
    kiwi, 88 à 91, 133
fruits de mer, 52, 60, 92 et 93

graines de lin, 21, 56 à 58, 86, 95, 102, 106 et 107, 133
    huile, 40, 42, 57 et 58, 106 et 107, 109
    recette de boisson fouettée, 107
grilles d'Amsler
    dans le diagnostic de la DMLA, 31, 33
grains entiers, 21, 34, 52, 64, 87, 93, 100 à 103, 131, 133
    orge, 63, 64, 85, 100 à 103
    son, 92, 100 à 102, 133
    pain, 63 et 64, 93, 98, 100, 102, 131
    blé concassé, 101, 103
    temps de cuisson pour grains entiers, 103
    gruau, 63, 91, 100 à 102, 107, 133
    pâtes, 93, 98, 100 et 101, 103
    quinoa, 101, 103
    grains de blé, 101, 103

huile, 40, 42, 52, 54, 56 à 59, 72 et 73, 82, 85, 107, 109 à 111, 131, 133 et 134
    huile de canola, 58, 109 à 111, 133
    huile de graines de lin
    huile d'olive, 72 et 73, 77, 81, 85, 98, 105, 109 à 111, 133 et 134
    recette de sauce pour salade, 111,
    huile de noix, 109 et 110, 58, 73, 85
huîtres, 60, 92 et 93

idées-repas, 72, 77, 81, 83, 85, 87, 91, 93, 98, 102, 105, 107
indice de masse corporelle (IMC), 121 et 122
indice glycémique et charge glycémique, 33, 38, 49, 63, 100 et 101

définition, 64
  et maladies oculaires, 64
  et état général de santé, 64
inflammation, 25, 42 à 46, 56
Institute of Medicine (des États-Unis), 51, 54, 61

légumes-feuilles, 54, 70 à 73, 131 et 132
  bettes à carde, 70, 72
  feuilles de pissenlit, 70 et 71, 132
  kale, 70 à 72, 132
  laitue, 70 à 72, 132
  radicchio, 70, 72, 87, 132
  rapini, 70, 72
  recette de sauce pour salade, 111
  épinards, 70 à 73, 83, 87, 132
légumes orange, 79 à 81, 134
  carottes, 79 à 81, 107, 132, 134;
légumes verts, 54, 70, 84 et 85, 132, 134
  brocoli, 84 et 85, 132
  choux de Bruxelles, 63, 84 et 85, 132
  haricots verts, 84 et 85
  pois, 84 et 85, 132
lentilles cornéennes, 25 et 40
lumière bleue
  effets sur la santé oculaire, 31, 37, 54, 113 à 116, 119
lumière ultraviolette, 31, 35, 38, 53, 62, 113 à 119
lunettes de soleil comme protection contre les ultraviolets, 20, 33, 37, 114 à 119, 136
  lentilles photochromiques 117 et 118
  lentilles polarisées, 116 et 117
lunettes (lentilles ophtalmiques), 26, 37 et 38, 118
lutéine et zéaxanthine (caroténoïdes), 21, 32, 49, 52 et 53, 70 et 71, 74, 79, 82 à 84, 86 à 89
  définition, 54
  et maladies oculaires, 55, 114
  et état général de santé, 55
  apport nutritionnel recommandé, 54, 129

maladies cardiovasculaires, 31, 53, 64, 69 et 70, 74, 95, 100 et 101, 122 et 123
marchés locaux, 72, 80
matières grasses et apport en matières grasses, 59, 82, 87, 93, 97, 104, 109 et 110
médicament anti-VEGF (anti-facteur de croissance endothélial vasculaire), 33
mode de vie, effets sur la santé oculaire, 20, 25, 31, 33, 45, 113 à 123, 127 et 130, 136, 138 et 139

noix et graines, 52, 56 et 57, 59 et 60, 95 à 98, 105, 131, 133 et 134
  amandes, 95 à 98
  noix de cajou, 95, 97 et 98
  recette de mélange de noix, Aliments pour les yeux, 98
  noisettes, 95
  beurres de noix, 97 et 98
  pacanes, 95
  pignons, 95, 98
  pistaches, 95
  graines de citrouille, 95, 97 et 98
  soja (edamames), 95
  graines de tournesol, 95, 97
  noix, 58, 72, 85, 95, 97 et 98
nutraceutiques, 19

œufs, 52, 59, 86 et 87, 132, 134
objectifs nutritionnelles hebdomadaires, 20, 70, 74, 79, 82, 84, 86, 88, 92, 95, 100, 104, 106, 109, 128Organisation mondiale de la Santé (OMS), 121
oxydation, 53, 96

poisson, 21, 32, 40 et 41, 52, 56 à 58, 74 à 77, 81, 92, 105 et 106, 129, 131 et 132
  maquereau 58, 74, 76 et 77, 132
  teneur en mercure de, 58, 75, 76
  truite arc-en-ciel, 58, 74, 76 et 77, 132
  saumon sauvage, 21, 58, 74 à 77, 93, 132
  sardines, 21, 58, 74 à 77, 132
  thon, 40, 58, 74 à 77, 83, 92, 132
poivrons orange, 54, 82 à 83, 87, 105, 132, 134
programme alimentaire nord-américain, 44 et 45, 60, 76
protéines, 33, 74,77, 86, 92, 98, 104, 131, 133 et 134

recettes
  frites de carottes, 81
  sauce de base pour salade, Aliments bons pour les yeux, 111
  boisson frappée aux graines de lin, Aliments bons pour les yeux, 107
  mélange de noix, Aliments bons pour les yeux, 98
  salade de fruits, 91
  temps de cuisson des grains entiers, 103
  citrouille, 79 à 81; graines de citrouille, 95, 97 et 98, 132
  patate douce, 61, 79 à 81, 132
  courges, 79 à 81, 132
recommandations du Guide alimentaire canadien, 76, 80, 85 et 86, 89, 93, 97, 100 et 101, 110, 128, 130
resvératrol, 138 et 139
rétine, 29, 31, 33, 54, 114 et 115, 139

Santé Canada, 51, 58, 76, 120 et 121, 128, 136
Société canadienne du cancer, 128
suppléments vitaminiques, 32 à 34, 49, 50, 54, 56, 59, 60 à 62, 79
syndrome de sécheresse oculaire (maladie de la surface de l'œil), 21, 42
  causes, 40, 42
  contrôle et prévention au moyen du programme alimentaire, 40, 42, 74, 106
  définition, 39, 42
  diagnostic, 44
  symptômes, 39, 42
  traitement, 40 à 42
système immunitaire, 45, 53, 56, 59 et 60

tabagisme, effets sur la santé oculaire, 20, 31, 33 et 34, 45, 53, 113, 120, 122 et 123, 127, 136
troubles de la vue (également erreur de réfraction), 20, 25, 28

Vitamine C (acide ascorbique), 21, 32, 52, 53, 59, 70 et 71, 79, 82 et 83, 84, 88 et 89
  définition, 55
  maladies oculaires, 55
  et état général de santé, 56
  apport nutritionnel recommandé, 55, 129
Vitamine D, 74
  définition, 62
  et maladies oculaires, 62
  et état général de santé, 62
  apport suffisant, 62
Vitamine E, 21, 32, 52 à 53, 70, 74 et 75, 79, 82 à 84, 86, 88, 92, 95, 97, 100, 106, 109 et 110, 129
  définition, 59
  et maladies oculaires, 59
  et état général de santé, 59
  apport nutritionnel recommandé, 59

zinc, 31 et 32, 52, 70, 79, 86, 88 et 89, 92 et 93, 95, 97, 106
  définition, 60
  et maladies oculaires, 60
  et état général de santé, 60
  apport nutritionnel recommandé, 60, 129 et 130

Index